KB264494

키 쑥쑥 크는 롱다리 만들기

김형창(화수목감초당한의원 대표원장) 지음

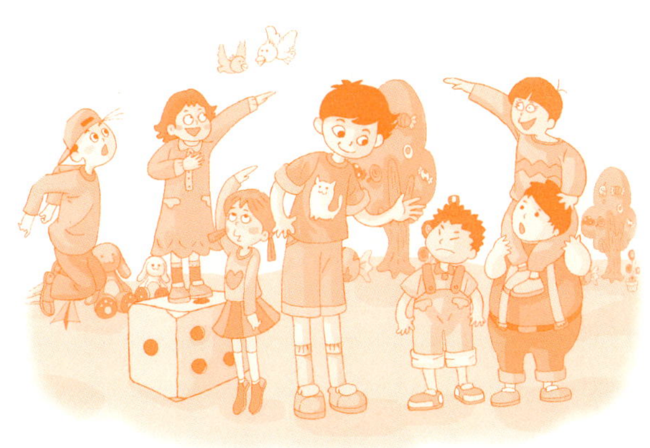

가림출판사

당신이 할 수 있는 일이라면, 혹은 할 수 있을 거라고 꿈을 꾸는 일이라면,
그것이 무엇이든 당장 시작하라.
과감성은 천재성을 가지고 있다. 그 속에 힘과 마력이 있다.

- 괴테 -

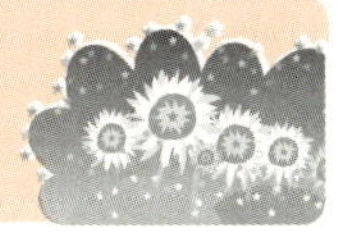

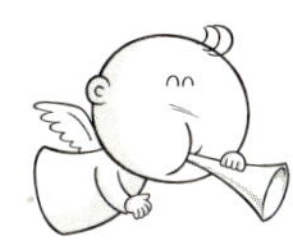

뱃속까지 튼튼하게 아이의 키를 키워야 한다

맹자의 〈공손추〉 상편에 이런 이야기가 나온다.

옛날 중국 춘추시대 송나라에 어떤 농부가 있었다. 그 농부가 힘들여 논에 묘(苗 : 곡식의 싹)를 심었는데, 그 싹이 아무리 보아도 남의 것보다 작고 도무지 자라지 않는 것 같았다. '오늘은 벼가 더 자랐겠지.' 하고 재보면 거기서 거기고, 크기가 매일 거의 똑같았다.

'빨리 자라야 벼에 이삭이 올라오고, 이삭이 여물어 수확할 수 있을 텐데…….' 농부는 걱정이 이만저만이 아니었다.

'어떻게 하면 무엇을 해줘야 다른 논의 벼보다 빨리 자랄 수 있을까?' 농부는 고민을 거듭한 끝에 괜찮은 묘아이 떠올랐다.

'벼의 마디를 하나씩 뽑아 주면 금방 키가 커지겠군!'

농부는 신이 나서 온종일 묘를 하나하나 뽑은 후 잡아 늘여 주었다. 너무도 힘들어 녹초가 되었지만 즐거운 마음으로 집으로 돌아가 가족들에게 자랑스럽게 말했다.

"아! 오늘 너무 힘들었어요. 하지만 이제 한시름 놓게 되었어요. 묘가 너무 안 자라서 걱정했는데 오늘 내가 묘가 자라는 것을 종일 도와주고 왔어요."

가족들이 무슨 말인가 하고 급히 논에 가보니 줄기가 늘여져 뽑힌 벼는 이미 시들시들 말라가고 있었다.

이 일화에서 알묘조장(揠苗助長 : 묘를 뽑아서 자라는 것을 도와 준다)이라는 말이, 또 여기에서 조장(助長)이라는 단어가 생겨났다. 조장은 도와서 성장시킨다는 뜻으로 주로 부정적인 의미로 사용한다.

이 일화는 우리가 얼른 보아도 참으로 바보 같은 이야기이다. 하지만 우리도 그 바보 같은 농부처럼 너무나 어처구니없는 일을 하여 오히려 해악을 끼치는 때가 많다. 아이들 건강은 둘째 치더라도 일단 키워 놓고 보자면서 자녀의 키 수치가 늘어나는 것에만 집념하는 일부 어머니들은 오히려 성장 불균형을 조장하고 있다.

요즘 아이들이 예전 부모 때보다 많이 큰 것은 사실이지만 체력은 계속 떨어지고 있다. 체격은 커졌는데 그 체격을 유지하는 기본적인 기운인 체력과 저항력이 모자라는 것이다. 아토피나 알레르기와 같은 만성 증상을 가진 아이들도 기하급수적으로 늘어나고 있고, 심지어 성인병을 앓는 아이까지 많아지고 있는 현상은 무엇 때문일까?

20~30대에 골 감소증 환자가 40%에 이르고, 혈기왕성해야 할 군인 중에 빈혈로 헌혈이 어려운 사람도 적지 않다고 한다.

나이가 어릴수록 앞으로 키와 체중은 더 늘어나서 지금보다 체격은 커지겠지만, 지금 추세로 본다면 체력과 면역력이 더 떨어져 병은 훨씬 더 많아질 것이다. 지금 10대 청소년들이 40대 장년이 되면 어떤 병으로 고생하게 될지 참으로 염려스럽지 않을 수 없다.

화학 비료를 주고 농약을 쳐서 겉보기만 좋게 키운 채소보다는 유기농 비료로 재배한 것이 병충해에도 강하고 맛도 좋고 영양도 만점이라는 것을 잘 알면서 왜 아이들은 그렇게 키우지 않을까?

이제는 외형도 중요하지만 내실을 기해야 할 때이다. 면역력도 강하고 뼛속까지 튼튼하게 아이들을 키워야 한다. 키만 멀대같이 컸지 어릴 때 단단하게 자라지 못한 사람은 나중에 어른이 되어서도 당연히 병에 잘 걸린다. 겉모습만 커지고 속이 알차지 못한 성장은 이제 지양해야 한다.

키가 잘 성장하는 조건은 어렵고 까다롭지만 이 책에서 부족하나마 조목조목 짚어서 설명하고 있다. 또 잘못된 식사습관과 생활습관 그리고 운동습관을 고치는 데 도움을 줄 수 있도록 임상을 하면서 느낀 점과 다음 사이트 '키크기전수카페(cafe.daum.net/kinzi)'에서 상담이 많았던 질문 내용을 발췌하여 책으로 꾸며 보았다.

역량도 부족하고 시간도 모자란 가운데 용기를 내어 원고를 탈고하게 되어 한편으로는 후련하면서도 부끄러운 생각노 는다.
어려운 여건 속에서도 기꺼이 출판을 맡아주신 가림출판사 강선희 사장님 그리고 수고를 아끼지 않으신 편집부 모든 분께 진심으로 고마운 마음을 전해드린다.

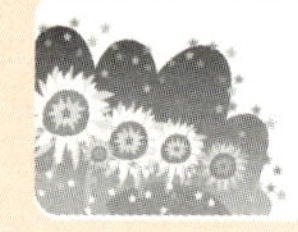

차 례

1 키 쑥쑥 크려면 관심과 노력이 필요하다 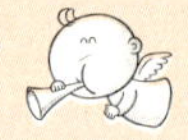

2 키 성장에도 원리가 있다

3 키 성장에 영향을 주는 요인

4 키, 잘 먹어야 잘 자란다

5 운동은 키 성장을 촉진시킨다 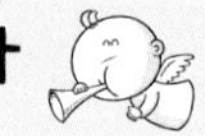

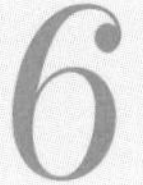

6 잠을 자는 동안 이루어지는 키 성장

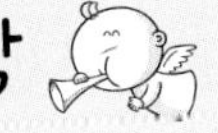

개인 신상 정보

성 명		생년월일		(만 세)
전 화 번 호		핸 드 폰		
주 소				

아버지 키		cm	어머니 키		cm
자 신 키		cm	자신이 희망하는 키		cm

건강기록부 신상변화		초1		초2		초3	
초4		초5		초6		중1	
중2		중3		고1		고2	
고3		20살		21살		22살	

과 거 력	

$$남성 = \frac{아버지\ 키 + (어머니\ 키 + 13)}{2}$$

$$여성 = \frac{아버지\ 키 + (어머니\ 키 - 13)}{2}$$

예상 성장도		cm $+\alpha$

분 석	

〈성장 상태 설문〉
체크해봐요 | 나는 왜 키가 작을까? 무엇을 고쳐야 하나?

수면 상태

	그렇다	보통	아니다
1 잠자리에 들면 잠이 빨리 드는가?	그렇다	보통	아니다
2 수면 시간은 충분한가?	그렇다	보통	아니다
3 잠을 깊게 잘 자는가?	그렇다	보통	아니다
4 아침에 일어나면 몸이 무거운가?	아니다	가끔	그렇다
5 밤 12시 이후에 늦게 자는가?	아니다	가끔	그렇다

운동 상태

1 롱다리 성장 체조나 30분 정도의 운동을 매일 하고 있는가?	그렇다	가끔	아니다
2 "네."라고 대답한 사람은 운동량이 적당하다고 생각하는가?	적당하다	약간 힘들다	힘들다

식생활 상태

1 식욕은 어느 정도인가?	밥맛이 좋다	보통	식욕이 없다
2 우유를 하루에 500cc 이상 마시는기?	그렇다	가끔	아니다
3 유제품(치즈)을 하루에 한 끼 이상 먹는가?	그렇다	가끔	아니다
4 멸치 등 뼈째 먹는 생선을 하루 한 끼 이상 먹는가?	그렇다	가끔	아니다
5 육류를 비롯한 동물성 단백질을 하루 한 끼 이상 먹는가?	그렇다	가끔	아니다
6 생선류를 하루 한 끼 이상 먹는가?	그렇다	가끔	아니다
7 계란을 하루 한 끼 이상 먹는가?	그렇다	가끔	아니다
8 두부나 두유 등 콩제품을 하루 한 끼 이상 먹는가?	그렇다	가끔	아니다
9 아침 식사를 제대로 하는가?	항상 먹는다	가끔	안 먹는다
10 음식을 골고루 먹는가?	그렇다	보통	아니다
11 잠자기 전 2시간 안에 야식을 1주일에 2회 이상 하는가?	아니다	가끔	자주 먹는다

	😊	😐	😣
12 스낵 등의 과자를 1주일에 2회 이상 먹는가?	아니다	가끔	자주 먹는다
13 인스턴트 식품을 1주일에 2회 이상 먹는가?	아니다	가끔	자주 먹는다
14 콜라 등의 탄산음료를 1주일에 2회 이상 마시는가?	아니다	가끔	자주 마신다
15 주스를 주로 밤에 1주일에 2회 이상 마시는가?	아니다	가끔	자주 마신다

생활습관 상태

	😊	😐	😣
1 학교 생활을 즐겁게 하는가?	그렇다	보통	아니다
2 가정에서 생활을 즐겁게 잘 하는가?	그렇다	보통	아니다
3 가족 간에 불화가 자주 있는가?	아니다	가끔	그렇다
4 성격이 느긋한 편인가?	그렇다	보통	아니다
5 짜증을 잘 내는 편인가?	아니다	보통	그렇다
6 공부 중이나 일상생활 중 자세가 바르지 못한가?	아니다	가끔	자주 그렇다

건강 상태

	😊	😐	😣
1 설사를 하거나 변비가 있으며 장이 나쁜가?	아니다	보통	그렇다
2 살이 찌지는 않았는가?	보통	통통한 편	비만
3 잠자다가 소변을 보는 일은 없는가?	없다	가끔	자주 있다
4 코막힘(비염, 축농증 등)은 없는가?	없다	가끔	자주 있다
5 천식은 없는가?	없다	가끔	수면에 지장받을 정도로 있다
6 편도선이 자주 붓는가?	아니다	가끔	그렇다
7 아토피성 피부염은 없는가?	없다	약간	수면에 지장받을 정도로 있다
8 잔병치레를 많이 하는 편인가?	아니다	가끔	그렇다
9 수면 중이나 활동 중에 땀을 많이 흘리는가?	아니다	약간	그렇다

10 환절기가 되면 감기를 앓거나 비염 등이 재발하는가?	아니다	가끔	그렇다
11 잠자는 도중에 양 무릎이나 양 팔꿈치가 아픈가?	아니다	가끔	그렇다
12 늘 피곤해 하며 지쳐 있는가?	아니다	가끔	그렇다
13 먹는 것에 비해 키는 자라지 않고 살만 찌는가?	아니다	그런 편이다	그렇다

성징 상태

1 여아의 경우 초경이 초등학교 5학년 여름 방학 전에 시작되었는가?	아니다		그렇다
2 남아의 경우 중1 이전에 변성기가 오거나 음모가 났는가?	아니다		그렇다
3 자위 행위를 주 2회 이상 자주 하는가?	아니다	가끔	그렇다
4 반에서 키가 작은 순으로 3% 이내에 속하는가?	아니다		그렇다
5 아이가 평균 키 이하이며 1년에 5cm 이하로 자라는가?	아니다		그렇다
6 여아의 경우 초경이 몇 년 몇 개월 전에 있었는가?	아직 없다	6개월 이내	1년 이상
7 남아의 경우 변성기가 몇 년 몇 개월 전에 있었는가?	아직 없다	6개월 이내	1년 이상

모두 😊 에 체크된 사람들은 키가 잘 자랄 수 있는 이상적인 생활을 하고 있습니다.
그러나 😢 에 체크가 많을수록 키 성장에 나쁜 영향을 미칩니다.
현재 키가 잘 자라고 있는 사람이라도 😢 의 항목들을 줄이면 더욱 키가 잘 자라게 됩니다.

성장 상태 설문 답변

앞에서 체크한 성장 상태 설문은 키가 자라지 않는 이유를 알아보는 질문이다. 이 설문은 왜 키가 자라지 않는가를 한눈에 보여주고 있다. 다음 내용은 설문 항목에 해당하는 것이 왜 키 성장에 좋지 않은 영향을 주는지, 그리고 그 요인을 방지하기 위한 방법에는 무엇이 있는지 말해준다.

수면 상태

1. 잠자리에 들면 잠이 빨리 드는가?

잠자리에 들어도 잠들기가 힘들면 원인 분석이 필요하다. 잠자는 시간 외에 잠을 자지는 않았는지, 늦게 잠들어서 늦게 일어나는 것이 습관화되지는 않았는지 점검해 보아야 한다.

잠자리에 들어도 잠이 빨리 들지 못하는 요인 중에는 정신적인 스트레스에 따른 것이 가장 많다. 자율신경 가운데 교감신경이 흥분(예를 들어 카페인이 많이 들어있는 커피를 마시면 약간 두근거리고 붕 뜨는 느낌)되었거나, 자기 전에 음식을 섭취한 경우에도 그러하다.

2. 수면 시간은 충분한가?

'아이들은 자면서 큰다.'는 말이 있듯이 키는 자는 동안 자란다. 성장기 청소년의 수면 시간은 8시간이 적당하다. 8시간 이상 푹 자야 뼈가 충분히 자라고, 세포의 신생과 재생을 위한 에너지가 축적된다. 특히 사춘기와 함께 오는 급성장기 때는 수면 시간이 8시간 이상은 되어야 한다. 많은 사람들이 자는 시간을 아깝다고 생각하는데 절대 그렇지 않다. 잠 자는 동안 우리 신체는 스스로 몸을 정화시킨다. 잠을 충분히 자지 못하면 피로가 그 다음날 축적되기 때문에 충분한 잠이 건강에 좋다.

종종 잠을 줄여서 공부를 하겠다고 생각하는 사람이 있다. 그러나 잠을 충분히 자지 못하면 집중도가 급격히 떨어진다. 눈을 뜬 상태에서 열중하지 못 할 바에는 충분한 숙면으로 다음 날 집중하여 공부하는 것이 낫다. 공부의 질은 책상에 앉아 있는 시간의 양보다 집중하는 시간의 양으로 결정된다. 잠을 잘 자야 기억력이 좋아지고, 수면의 질을 높여야 집중력도 향상되며, 성장호르몬이 원활하게 분비되어 키가 더 잘 자란다. 그러므로 조급한 마음이 들더라도 억지로 잠을 줄이면서 공부하지 말고, 깨어있는 시간을 최대한 잘 활용해야 한다.

성장호르몬은 밤 10시부터 2시까지 하루 분비량의 약 70% 이상이 배출되며, 새벽 5시 이후는 낮동안 활동할 때와 비슷하게 분비된다. 그러므로 키가 크려면 일찍 자고 일찍 일어나야 한다. 아침형 인간이 성공하는 이유도 여기에 있다. 저녁의 1시간은 효율적인 면에서 아침의 30분과 같다. 사회에서 성공한 최고의 CEO들은 약 70%가 아침형 인간이며, 이들의 키는 평균보다 큰 것으로 나타나고 있다.

3. 잠을 깊게 잘 자는가?

성장호르몬은 우리 몸이 가장 깊이 잠들어 있는 시간에 분비된다. 아이들이 깊은 수면에 빠진 후 머리에 송글송글 땀이 맺히는 순간이 성장호르몬이 분비되는 순간이다. 자는 시간 못지않게 숙면의 정도가 중요하다. 요즘 아이들은 흔히 비염이나 알레르기성 질환이 있어 잠을 깊이 자지 못한다. 아이들이 숙면을 하지 못할 때는 혹시 건강상 문제가 없는지 부모의 세심한 관찰이 필요하다.

4. 아침에 일어나면 몸이 무거운가?

아침에 일어났을 때 몸이 무겁다는 것은 충분한 숙면을 하지 못했다는 증거다. 꿈을 자주 꾸면 숙면을 하지 못해 아침에 일어날 때 몸이 무겁게 된다. 꿈은 성장호르몬이 분비되지 않는 얕은 수면 상태에서 꾸게 된다. 따라서 꿈을 자주 꾼다는 것은 성장호르몬의 분비가 적다는 것이므로 이럴 때 역시 부모의 지도가 필요하다.

잠자리에 들기 전 음식을 섭취했을 때도 숙면을 하지 못하게 된다. 잠자기 전에 음식을 먹으면 우리 몸은 그것을 소화시키기 위해 잠자는 동안에도 일을 하게 된다. 잠자기 전 음식물 섭취를 피해야 머리도 잠이 들고, 몸도 잠이 드는 수면(Non-REM)을 하게 되면서 아침에 개운하게 일어날 수 있다.

5. 밤 12시 이후에 늦게 자는가?

대체적으로 잠은 밤 10시 이전에 들어야 한다. 앞에서도 말했듯이 키를 크게 하는 성장호르몬은 밤 10시~2시 사이에 하루 전체 분비량의 70% 정도로 가장 많이 분비된다. 사람은 수십만 년 동안 해가 지면 잠자리에 들고, 해가 뜨면 일어나는 생활습관을 가져 왔다. 이미 사람의 유전자에는 생체시계가 있고, 성장호르몬 분비 시간이 입력되어 있다. 밤 12시 이후에 늦게 자는 습관을 고치지 않는다면 키 크려는 희망을 포기하는 것이 좋다.

운동 상태

1. 롱다리 성장 체조나 30분 정도의 운동을 매일 하고 있는가?

운동을 할 때 성장호르몬은 평소보다 최고 25배까지 나온다. 불규칙적인 생활을 하면 신체리듬이 깨지고 잇따라 원활한 성장호르몬의 분비를 방해받지만, 규칙적인 운동은 이를 막아준다.

성장호르몬의 왕성한 분비를 위해서는 운동 강도가 자신의 최대 운동 능력의 50% 이상으로 다소 힘이 들어야 하고, 운동 시간은 30분 이상 유지되어야 한다. 성장호르몬과 관련한 운동은 어떤 특정 종목이 아니라 개인의 체력과 신체 조건에 따라 다르며, 성장을 촉진하기 위해서는 과학적인 운동 처방이 필요하다. 성장에 좋은 체조들은 이 책 '10장 키를 쑥쑥 크게 하는 키 성장 체조'와 다음 카페 '키크기 교과서(cafe.daum.net/kinzi)'를 참고하기 바란다. 키 성장을 위해 규칙적으로 체조를 하도록 하자.

2. "네."라고 대답한 사람은 운동량이 적당하다고 생각하는가?

적당한 운동은 신체에 리듬을 찾아주고 생기를 불어 넣어주지만, 반대로 무리한 운동은 역효과를 나타낸다. 웨이트 트레이닝과 같은 근육 운동은 관절에 무리가 가므로 아이들은 하지 않는 것이 좋다. 공부를 하느라 바쁜 아이들은 생활 속에서 할 수 있는 운동을 찾는 것이 좋은데, 쉬는 시간에 하는 스트레칭, 두 계단씩 오르기, 보폭 크게 걷기, 물구

나무서기 등이 있다.

　그러나 일주일에 두세 번 하는 운동은 성장에 도움이 되지 않는다. 운동은 매일 꾸준히 해야 하며 강도가 센 운동은 20분, 강도가 약한 운동은 40분 정도 하는 것이 좋다.

　시간과 장소에 관계 없이 손쉽게 할 수 있는 운동으로 줄넘기가 있는데, 최소한 초등학생은 한 번에 700~800번, 중학생은 1000~1500번 이상 하는 것이 알맞은 운동량이다. 한 시간에 한 번씩은 자리에서 일어나는 것도 키가 자라는 데 상당한 도움을 준다. 오랜 시간 앉아 있으면 근육이 굳고 혈액순환에 좋지 않다. 따라서 한 시간에 한 번은 일어나서 근육 경직을 막고, 근육에 탄력을 주어 성장판이 늘어날 때 근육도 함께 늘어나도록 한다.

1. 식욕은 어느 정도인가?

　식습관은 성장에 31%를 차지할 만큼 중요한 영향을 미친다. 우리는 음식으로 영양소를 공급받는데, 이 영양소는 우리가 활동하는 데 필요한 에너지원으로 쓰이기도 하고, 키가 자라는 데 필요한 재료로도 쓰인다.

　잘 먹는 것이 중요하기는 하지만 어떤 것을 먹느냐 역시 중요하다. 밥이나 빵 등의 탄수화물은 혈당을 높이는 작용을 한다. 혈당은 뇌기 활동하는 네 설대석으로 필요한 에너지원이다. 하지만 식사와 간식으로 당질 위주의 음식을 많이 먹으면 혈당이 지속적으로 높게 유지되어 성장을 방해하기도 한다. 아침에는 뇌의 활동을 위해 당질이 많은 식사를 해야 하지만, 저녁에는 당질의 섭취를 줄여야 한다. 특히 과자, 아이스크림, 사탕 등의 당분은 피해야 한다. 위 속에 단 것이 들어가면 혈액 내 혈당 수치가 올라가고, 혈당 수치가 올라가면 인슐린이 분비된다. 인슐린이 분비되면 성장호르몬이 함께 작용하지 못하므로 특히 잠자기 전인 저녁 시간부터는 가능한 한 당분을 줄여야 성장호르몬이 많이 분비된다.

2. 우유를 하루에 500cc 이상 마시는가?

우유를 먹어야 하느니 말아야 하느니 말이 많다. 키 박사는 유아는 반드시 모유를 먹어야 한다고 생각한다. 그 이유는 미국 존스 홉킨스 의과대 교수를 지낸 프랭크 오키스 씨가 주장하는 것처럼, 우유 알레르기에 민감한 아이도 있기 때문이다.

모유를 먹는 신생아는 대부분 어머니에게서 면역력을 넘겨받는데 그 면역력으로 아이는 병원체를 잘 이길 수 있다. 그러므로 신생아에게는 반드시 모유를 4~6개월 정도 충분히 먹인 후 이가 나기 시작하면 이유식을 하여야 한다. 혹 이 시기에 아이에게 좋을 줄 알고 뼈 국물, 생선을 먹이는 모습을 종종 보는데, 이러한 것들도 우유처럼 알레르기를 일으킬 수 있다. 이유식은 4개월 전후로 시작하고 알레르기가 우려되면 6개월이 넘어서 시도하는 것이 좋다.

아이가 이유식을 성공적으로 시작하고 육류 등 새로운 음식에도 별 반응을 나타내지 않으면 반드시 우유를 먹이는 것이 성장 발육에 좋다. 이러한 시기를 넘어가면 여러 가지 야채, 육류, 콩, 밥 등과 같은 음식도 골고루 먹을 수 있으므로 프랭크 오키스 교수가 제기한 우려는 더 이상 안 해도 된다. 그가 말한 것은 유아처럼 전적으로 우유만 주식으로 할 때 발생하는 우유의 해악일 뿐이다. 만약 성장기 청소년이 우유만을 주식으로 먹는다면 문제가 있겠지만 그런 일은 거의 없기 때문이다.

뉴질랜드 오타고 대학 투스 블랙 교수 연구팀이 성장기 청소년을 대상으로 실험한 결과 우유에 알레르기 반응을 보이는 학생들도 있었다. 이런 청소년들은 두유와 비피더스 요구르트를 반씩 섞어서 마실 수 있도록 하며, 이것도 문제가 있으면 칼슘의 섭취를 위해 다른 음식(멸치나 뱅어포 조림)으로 대체하도록 해야 한다.

3. 유제품(치즈)을 하루에 한 개 이상 먹는가?

치즈는 칼로리가 낮으면서도 상당히 많은 양의 칼슘을 갖고 있다. 3장의 치즈로 성장기 아동의 하루치 칼슘량을 채울 수 있다. 치즈는 독특한 맛이 있어 그대로 섭취해도 좋지만, 각종 요리에 넣어 먹으면 더욱 맛있게 먹을 수 있다. 또한, 냉장 상태의 치즈를 15~20℃가 되게 한 후 사과 등의 과일과 함께 샌드위치처럼 만들어 먹으면 맛과 함께 영양상 균형도 맞출 수 있다.

4. 멸치 등 뼈째 먹는 생선을 하루 한 끼 이상 먹는가?

뼈째 먹는 생선인 마른 멸치는 칼슘의 보고로 100g당 700mg의 칼슘이 들어 있다. 하루 두 끼 정도는 작은 크기로 한 접시 정도 먹을 것을 권하고 있다. 그러나 멸치를 싫어하는 아이들이 있으므로 다양한 방법으로 조리해서 먹도록 하는 것이 좋다. 이 외에도 풀치, 미꾸라지, 뱅어포, 새우, 그리고 등 푸른 생선(꽁치, 고등어 등)에도 칼슘이 많이 들어있으므로 아이들이 먹을 수 있도록 해야 한다. 깨, 고춧잎, 무청, 명태, 시금치, 두부에도 칼슘이 듬뿍 함유되어 있으므로 아이들이 많이 먹도록 하는 것이 좋다.

TIP **칼슘 흡수 100배 높이는 비결**

❶ **싱겁게 먹자** – 맵고 짜게 먹는 습관은 몸속 나트륨을 증가시킨다. 맵고 짜게 먹으면 물을 필요 이상으로 마시게 되고, 소변의 배설량이 많아지면서 칼슘이 몸에서 빠져나가게 된다. 따라서 칼슘의 흡수를 방해하는 소금 등의 조미료를 적게 사용해 싱겁게 먹는 습관을 들여야 한다.

❷ **비타민 C를 섭취하자** – 비타민 C는 칼슘의 흡수율을 높이므로, 멸치 등 칼슘이 많이 든 음식을 먹을 때는 육류를 먹을 때처럼 야채 쌈으로 먹는 것이 좋다. 제철 과일이나 야채는 비타민 C가 풍부하므로 칼슘과 함께 충분히 먹도록 한다.

5. 육류를 비롯한 동물성 단백질을 하루 한 끼 이상 먹는가?

육류에는 상당량의 단백질이 들어 있다. 육류를 지나치게 많이 먹으면 성인병을 유발하지만 적당한 섭취는 성장에 반드시 필요하다. 따라서 저지방 고단백 음식을 섭취하는 것이 좋다. 장어탕, 추어탕, 번데기, 두유 등이 이에 속한다.

6. 생선류를 하루 한 끼 이상 먹는가?

생선은 혈액 내의 콜레스테롤을 간으로 전달하여 혈액순환을 돕는다. 특히 등 푸른 생선은 불포화지방산이 많아서 더욱 좋다. 상어, 장어, 미꾸라지, 가오리 등 뼈째 먹는 생선을 먹으면 칼슘이 다량으로 함유되어 있으므로 일거양득의 효과가 있다.

7. 계란을 하루 한 개 이상 먹는가?

계란은 우유와 함께 완전식품으로 분류될 만큼 많은 영양소를 갖고 있다. 아침 식사 때마다 계란 하나를 먹으면 키 성장에 도움이 된다.

8. 두부나 두유 등 콩제품을 하루 한 개 이상 먹는가?

콩은 밭에서 나는 소고기라 불릴 만큼 인류 역사상 가장 완벽한 식품이다. 콩 한 알에는 단백질 40%, 탄수화물 35%(25%는 식이성 섬유, 10%는 올리고당), 지질 20%, 비타민 5%, 칼슘, 레시틴, 이소플라본 등이 들어 있다. 따라서 콩밥과 함께 콩자반(한 끼 한 수저 정도)과 하루 1모 이상의 두부를 먹도록 한다.

9. 아침 식사를 제대로 하는가?

성장기 아이들은 반드시 아침밥을 먹어야 한다. 아침밥은 하루 생활을 영위하기 위한 책임을 다하고자 먹는 것이지, 맛으로 먹는 것이 아니다. 밤새 아무 것도 먹지 않은 상태에서 아침 식사를 거르면 아이에게 필요한 영양이 공급되지 않아 성장에 나쁜 영향을 미친다. 생명을 유지하고 하루 생활을 위해 에너지를 사용해야 하는데, 먹은 것이 없으면 성장을 위해 저장해 둔 에너지를 사용하기 때문이다.

아침밥을 거르는 것은 학업에도 영향을 미친다. 뇌는 연료로 쓸 줄 아는 게 탄수화물 밖에 없다. 탄수화물을 먹어야만 뇌에 시동이 걸리고, 시동이 걸려야 암기가 되고 학습이 된다. 아침밥을 먹지 않아도 공부는 할 수 있지만, 그 효과가 현저히 낮기 때문에 반드시 아침밥을 먹도록 한다.

10. 음식을 골고루 먹는가?

우리 몸은 5대 영양소를 필요로 한다. 5대 영양소 중 어느 하나라도 부족하면 우리 몸은 균형을 잃게 된다. 우리 몸이 균형을 잃으면 자연히 성장에도 문제가 생긴다. 성장을 위한 5대 영양소를 골고루 섭취하기 위해 편식하지 말고 모든 음식을 골고루 먹는 식습관이 필요하다.

11. 잠자기 전 2시간 안에 야식을 1주일에 2회 이상 하는가?

잠자리에 들기 전에 음식을 먹으면 우리 몸은 그것을 소화하기 위해 밤새 쉬지 않고 일을 하게 된다. 그 결과 숙면을 하기 어렵게 되고, 성장호르몬이 원활하게 분비되지 않는다. 야식을 먹으면 아침에 일어나기 힘들고 기분까지 좋지 않으므로, 잠들기 2시간 전부터는 음식 섭취를 피해야 한다.

12. 스낵 등의 과자를 1주일에 2회 이상 먹는가?

과자를 자주 먹으면 배가 불러 정상적인 식사를 하기가 힘들다. 특히 당이 많은 과자는 성장호르몬 분비를 저해한다. 따라서 지나치게 단 과자는 피해야 한다. 초등학생은 원활한 소화가 힘들어 중간 중간 간식을 주는 것이 좋은데, 간식으로는 과자보다 과일을 선택한다.

13. 인스턴트 식품을 1주일에 2회 이상 먹는가?

인스턴트 식품은 열량은 높지만, 영양은 낮은 음식이다. 따라서 비만을 부를 뿐 성장에는 도움이 되지 않는다. 가급적 인스턴트 식품을 피하는 것이 좋지만, 아이가 먹고 싶다고 하면 대체할 수 있는 식품으로 엄마가 직접 만들어 주는 것이 바람직하다.

14. 콜라 등의 탄산음료를 1주일에 2회 이상 마시는가?

탄산음료에는 인산이 들어있다. 인산은 우리 몸에 있는 칼슘을 소변으로 배출시키는 역할을 한다. 칼슘을 아무리 많이 먹어도 탄산음료를 자주 먹는다면 칼슘은 소변과 함께 몸 밖으로 빠져나가게 된다.

15. 주스를 주로 밤에 1주일에 2회 이상 마시는가?

주스는 상당량의 과당을 함유하고 있다. 지나친 과당은 과자와 마찬가지로 키 성장에 해로운 영향을 준다. 주스는 아침이나 낮에는 괜찮지만 저녁에 마시는 것은 반드시 피해야 한다. 잠자리에 들기 얼마 전에 마신 주스는 수면 중에 과도한 당분을 만들어 내어 인슐린 분비를 촉진시키는데, 인슐린은 성장호르몬의 분비를 저해한다.

1. 학교 생활을 즐겁게 하는가?

키 성장을 위해서는 스트레스를 쌓아두지 말고 마음을 편히 가져야 한다. 스트레스를 받으면 소화가 원활하지 않고, 영양분의 흡수가 안 되어 신체에 나쁜 영향을 미친다. 또한 마음이 우울하면 호르몬 분비기관을 관장하는 자율신경계에 이상이 생겨 성장호르몬 분비가 원활히 이루어지지 않는다. 가끔 여행도 가고 기분 좋은 생각을 하며 밝게 생활해야 한다.

2. 가정에서 생활을 즐겁게 잘 하는가?

아이가 컴퓨터나 게임을 오래 하면 규칙적인 생활을 할 수 없다. 아이의 생활을 관찰해서 지나치게 혼자 있는 시간이 길지 않은지, 가정 생활도 즐겁게 하고 있는지 수시로 체크해야 한다.

3. 가족 간에 불화가 자주 있는가?

가족 간에 불화가 있으면 아이의 몸은 빨리 성숙하려 한다. 그 이유는 성인이 되어 집을 떠나고 싶어 하기 때문이다. 아이의 성숙이 빨라지면 그만큼 성장 기간이 짧아지게 된다. 아이가 어른이 일찍 되고 싶어 하면 자위 행위, 음화(陰畵) 등에 빠지기 쉽다. 그러면 성호르몬의 분비가 빨라지고, 그 결과 그만큼 일찍 성장호르몬의 분비가 멈추어진다. 가정 불화 없는 행복한 가정의 아이가 키 성장 역시 좋다는 것을 기억하고 부모는 행복한 가정을 꾸리도록 노력해야 한다.

4. 성격이 느긋한 편인가?

'키 큰 사람이 싱겁다.' 혹은 '키 크고 속없다.'는 말이 있다. 이것은 키가 큰 사람이 대체적으로 그만큼 성격이 좋다는 뜻이다. 이 말을 바꾸어보면, 스트레스를 받지 않는 성격을 가진 사람이 키가 잘 자랄 수 있다는 의미이다. 예민해진 마음을 누그러뜨리는 노력은 키 성장에도 도움이 된다.

5. 짜증을 잘 내는 편인가?

'작은 고추가 맵다.'는 말은 누구나 한번쯤 들어보았을 것이다. 이 말은 키가 작은 사람이 대부분 성격이 예민하다는 뜻이다. 스트레스를 잘 받는 사람은 성장호르몬이 원활하게 분비되지 못하여 결국 키 성장이 더디어진다. 키 성장을 원한다면 느긋하게 생활하는 것이 필요하다.

6. 공부 중이나 일상생활 중 자세가 바르지 못한가?

자세가 바르지 못하면 근육의 균형이 맞지 않게 되어 뼈의 정상적인 발육을 기대하기 어렵다. 요즘 청소년들은 운동할 시간도 없고 장시간 의자에 앉아 있어서 자세가 나빠지는 경우가 많다. 여학생은 80%, 남학생은 20%가 허리가 틀어져 있는 측만증을 보이는 것으로 조사되고 있다. 이럴 때는 자세 교정 운동이 필요하다. 자세 교정 운동은 척추관절이나 사지의 관절을 자극하고 성장판 주위의 근육을 풀어주어 근육이 굳는 것을 막아준다. 또한 잘못된 척추를 바로잡아주기 때문에 뇌의 정보 전달을 원활하게 해주며, 성장호르몬의 활동 역시 왕성하게 한다.

건강 상태

1. 설사를 하거나 변비가 있으며 장이 나쁜가?

음식을 적절히 소화하여 흡수하지 못하고 설사를 한다면 영양 공급이 안 되어 키 성장에 장애를 받는다. 이것은 신경을 많이 쓰거나 스트레스를 과하게 받는 경우, 위장이 약한 경우, 소심한 성격을 지닌 사람들에게 자주 나타난다. 이런 사람들은 전문의와 상담하여 소화기관을 검사해보아야 한다. 만약 소화기관에 문제가 없고 스트레스에 의한 것이라면, 이 문제부터 해결해야 제대로 된 키 성장이 가능하다.

2. 살이 찌지는 않았는가?

초등학교 이전에 키가 크던 아이가 중·고등학교로 진학하면서 키가 자라지 않는 경우를 볼 수 있다. 이것은 키 성장으로 가야 할 에너지가 살로만 가서 키는 크지 않고 몸무게만 느는 아이들에게서 주로 나타나는 현상이다. 비만은 성인병뿐만 아니라 키 성장에도 독이 된다. 그러므로 비만인 아이에게는 적절한 식습관과 운동으로 살을 빼도록 해야 한다. 비만 해소 후에 키 성장이 가능하다는 것을 염두에 두자.

3. 잠자다가 소변을 보는 일은 없는가?

성장호르몬은 숙면을 할 때 많은 양이 분비된다. 잠을 자다가 소변을 보는 것은 숙면을 하지 못한다는 의미이다. 숙면을 하지 못하는 이상 성장을 기대하기는 어렵다. 아이가 잠을 자다가 자주 소변을 볼 때는 전문의와 상담하여 이유를 알아보고 적절한 조치를 해야 한다.

4. 코막힘(비염, 축농증 등)은 없는가?

비염이나 축농증이 있으면 호흡 곤란으로 정상적인 수면을 기대하기 힘들다. 깊은 수면에 들지 못하면 정상적인 성장호르몬을 분비할 수 없을 뿐 아니라 집중력 저하와 두통 등으로 학업에도 지장을 받는다.

5. 천식은 없는가?

천식은 숨이 가빠지고 기침이 나며 가래가 심하여 숨쉬기 곤란한 증세를 말한다. 천식 역시 수면을 방해하는 요인이다. 천식이 있는 아이는 전문의와 상담하여 병적인 증세부터 치료해야 한다.

6. 편도선이 자주 붓는가?

편도는 기관지와 흉부 이상의 신체를 관할하는 경찰서와 같다. 편도가 자주 붓는다는 것은 선천적으로 면역력이 약하다는 증거이다. 편도는 부모의 영향을 받는 경우가 많으므로 편도가 자주 붓는 아이의 부모는 반드시 누군가가 기관지가 약하다. 그러나 편도가 크더라도 크게 편도염을 앓지 않으면 오히려 키 성장이 잘 되는 경우도 있다. 아이가 편도선염이 자주 발생한다면 호도, 잣 등의 씨앗류를 섭취하도록 한다.

7. 아토피성 피부염은 없는가?

아토피성 피부염은 면역체계의 문제점으로 가려움증을 동반하는 증상이다. 야간에 더욱 심해져서 수면을 방해하고 성장호르몬 분비에 영향을 미친다. 아토피성 피부염을 앓는 아이에게는 식생활과 의복생활의 지도 점검이 필요하다.

8. 잔병치레를 많이 하는 편인가?

잔병치레를 많이 한다는 것은 면역력이 약하다는 뜻이다. 남들이 하지 않는 병치레에 에너지원이 쓰이면 성장에 필요한 영양분이 부족해진다. 이럴 때는 면역력을 높이는 치료와 키 성장 치료를 병행하여야 한다.

9. 수면 중이나 활동 중에 땀을 많이 흘리는가?

땀은 체질적 특성으로 나타날 수도 있으나 병적인 증상으로 흘리기도 한다. 음식을 먹을 때, 낮에 활동할 때, 야간 수면 중, 혹은 얼굴, 하체, 손발 등 신체 부위에 따라 흘리는 땀의 특성이 다르며 치료법도 다르다. 아이가 비정상적으로 땀이 난다고 생각되면 전문의와 상의하는 것이 바람직하다.

10. 환절기가 되면 감기를 앓거나 비염 등이 재발하는가?

계절을 탄다고 하는 말에는 면역력이 약하다는 의미가 담겨 있다. 이것은 환경 적응력이 낮다는 것이므로 일단 진징상의 싱후부터 살펴보아야 한다.

11. 잠자는 도중에 양 무릎이나 양 팔꿈치가 아픈가?

아이들이 특별한 이유 없이 잠자는 도중 양 무릎이나 양 팔꿈치가 아프다고 하면 성장통일 가능성이 크다. 성장통은 무릎이나 팔꿈치 근처의 뼈에 부착된 힘줄이나 근육이 뼈의 성장 속도를 따라가지 못해 일시적으로 발생하는 현상이다. 따뜻한 수건으로 마사지를 해주거나 따뜻한 물로 샤워를 하면 통증을 줄일 수 있다. 성장통을 호소할 때는 더욱 영양적인 면을 신경 써주어야 하며, 무리하지 않는 범위에서 운동을 하도록 하는 것이 좋다. 스트레칭 등 근육을 풀어주는 운동도 성장통을 줄이는 데 도움이 된다.

12. 늘 피곤해 하며 지쳐 있는가?

피로는 기가 허약한 증상으로 학교생활까지 힘들게 한다. 피로에 지친 아이에게는 심장 기능의 허약 등 오장의 허실을 감별하여 적절한 치료를 해줘야 한다.

13. 먹는 것에 비해 키는 자라지 않고 살만 찌는가?

키 성장 요인에는 부모의 키를 이어받는 선천적인 요인과 후천적인 환경 요인이 있다. 환경 요인은 음식, 운동, 마음 자세 등이 해당한다. 특히 먹는 것에 비해 키가 자라지 않을 때에는 선천적인 요인의 영향이라든가 운동 부족 등 환경적인 이유가 있을 수 있으므로 살펴보도록 한다. 비만은 성장을 방해하므로 적절한 운동으로 성장판을 자극해 주는 것이 필요하다.

1. 여아의 경우 초경이 초등학교 5학년 여름 방학 전에 시작되었는가?

여아의 경우 대체로 유방이 나오는 시점을 기준으로 약 1년에서 1년 반이 지나면 초경을 시작한다. 시기적으로 초경이 시작될 때를 급성장기로 본다. 이 시기는 아이가 앞으로 얼마나 더 자랄 수 있는가를 알 수 있는 중요한 때이므로 부모의 절대적인 관심이 필요하다.

우리나라 소녀들은 생후 11년 1/2~13년 사이(5학년 1/2~6학년 말)에 대부분 초경을 시작하는데, 이는 부모 세대보다 3년 정도 빨라진 것이다. 여아는 초경 후 3년 정도가 지나면 성장을 완료하고, 남아는 성기가 거의 성인처럼 된 후 3년 정도 지나면 성장을 멈춘다. 따라서 키 성장 치료는 여아는 유방 배아 조직이 형성되기 이전에, 남아는 성기가 커지는 시기 이전에 시작해야 한다.

키 성장에 관한 구체적인 예를 들어보자. 현재 어떤 여아의 키가 또래의 평균 키인 138cm보다 6cm 정도 작은 132cm이며, 뼈 나이가 만 10세라고 가정하자. 그렇다면 앞으로 키가 클 수 있는 시간은 그 아이에게 4년 정도 남아 있다. 현재 그 여아가 매년 성장하고 있는 평균 속도인 4cm로 4년간 큰다면 16cm가 자라고, 사춘기를 맞아 급성장기 때가 되어 4cm를 더 크면 최종 키는 152cm가 된다. 그래도 작은 키이다.

위 예로 알 수 있듯이 키는 성장이 둔화되는 사춘기 이전에 되도록 많이 자라게 하는 것이 좋다. 키 성장에 관심이 있다면 사춘기 이전에 노력을 기울여야 한다. 특히 키가 작은 부모는 자녀들이 조기에 진단 받을 수 있도록 해야 한다.

다음은 현재 아이의 성장 속도가 평균일지라도 세심한 관심이 필요한 경우를 정리한 것이다.

키 성장에 미리 관심을 가져야 하는 경우

❶ 아빠 키가 168cm, 엄마 키가 157cm 이하로 부모의 키가 작은 경우
❷ 태어날 때 아이의 체중이 3.0kg 이하로 작았던 경우
❸ 임신 중 엄마가 약물을 복용하였거나 음주 및 흡연을 한 경우, 또한 임신 중 입덧이 심했거나 빈혈 및 임신중독증으로 건강이 좋지 않았던 경우
❹ 과도한 컴퓨터 사용이나 텔레비전 시청 등으로 움직이기 싫어하고 운동이 부족한 아이. 또한 자세가 바르지 않은 경우
❺ 성장기에 필요한 영양이 충분히 공급되지 않고 편식을 하거나 인스턴트 음식을 좋아하는 경우
❻ 과도한 학업을 한다거나, 정서가 불안하거나, 스트레스를 많이 받는 경우
❼ 축농증, 비염, 아토피성 피부염, 야뇨증 등의 병치레로 성장 에너지를 허비하는 경우
❽ 식욕이 부진하거나 소화불량, 복통, 설사, 변비 등 소화기계 질환을 보이는 경우
❾ 수면이 부족하거나 숙면을 하지 못하는 경우
❿ 또래 아이들보다 너무 크고 어른스러운 경우
⓫ 가정사가 원만치 못하고 부부간에 가정 불화가 있는 경우
⓬ 아이의 키가 작은 편은 아니지만, 운동 선수가 되는 것을 희망해 키가 커야 하는 경우
⓭ 척추 변형(척추측만증, 척추과다, 과소전만증)으로 아이의 키가 잘 자라지 않는 경우

2. 남아의 경우 중1 이전에 변성기가 오거나 음모가 났는가?

　　남아의 경우 성기가 커지는 때를 사춘기의 진입으로 본다. 음모가 나는 것도 신체적 성숙을 의미하므로 부모의 관심이 필요하다. 사춘기가 되면 아이는 부모보다 친구를 좋아하는 성향을 나타낸다. 성격도 반항적으로 변하고 육체적 변화에 따라 심리 상태도 많은 변화를 보인다. 이런 변화는 8~12세에 시작하여 17~19세까지 계속되는데, 여자는 남자보다 대개 2년 가량 앞선다.

3. 자위 행위를 주 2회 이상 자주 하는가?

　　자위 행위를 한다는 것은 성호르몬이 분비된다는 것을 뜻한다. 성호르몬이 분비되기 시작하면 성장호르몬이 분비되는 기간이 단축되며 빨리 성장판이 닫히게 된다. 따라서 너무 일찍 자위 행위를 시작하면 그만큼 빨리 성장을 멈춘다는 의미가 된다. 그러므로 성적인 관심을 운동 등의 외적인 것으로 승화시키는 노력이 필요하다.

4. 반에서 키가 작은 순으로 3% 이내에 속하는가?

　　반에서 키가 작은 순서로 3% 이내라는 것은 저신장 3%에 든다는 뜻이다. 한 학급을 100명이라 가정할 때 자신보다 큰 아이가 97명, 작은 아이가 많아야 2명이라는 이야기이다. 이 범위 안에 있는 아이는 조기 검진을 받아야 한다. 2005년 교육인적자원부에서 발표한 바에 의하면, 초등학교 6학년 아이들을 대상으로 조사하여 표준 평균신장과 경계신장, 저신장을 구분했을 때, 평균신장이 남아는 149.1cm, 여아는 150.3 cm로 나타났다. 그리고 키 성장에 관심을 가져야 할 경계신장은 남아는 144.3cm, 여아는 145.2cm였다. 또한 저신장은 남아가 135.6cm, 여아가 136.2cm로 나타났다.

　　한편, 과거 임진왜란 당시 우리나라 성인 남성의 평균 키는 152cm이었다는 기록이 있으며, 1913년에는 성인의 평균 키가 남성은 161.5cm, 여성은 147.5cm로 조사되었다. 이 수치와 비교할 때 오늘날 괄목할 만한 키 성장을 보이고 있다. 이것은 키가 유전적인 요인만으로 자라는 것이 아님을 증명하고 있다. 즉, 균형잡힌 식생활과 건강한 운동으로 키는 얼마든지 자랄 수 있음을 알려준다. 그러므로 저신장이 될 가능성이 있다고 생각되면 가급적 일찍 키 성장에 관심을 가지는 것이 필요하다.

5. 아이가 평균 키 이하이며 1년에 5cm 이하로 자라는가?

키 성장은 사춘기 이전에 많이 이루는 것이 중요하다. 사춘기의 급성장기가 지나면 성장 속도가 둔화되기 때문이다. 아이가 평균 키 이하이며 1년에 5cm 이하로 자란다는 것은 저신장이 될 가능성이 있다는 의미다. 아이가 이럴 때는 부모의 세심한 지도와 관찰이 필요하다.

6. 여아의 경우 초경이 몇 년 몇 개월 전에 있었는가?

여아가 초경을 하였다는 것은 성호르몬이 분비되기 시작했다는 의미다. 이것은 또한 사춘기가 시작되었다는 말이다. 사춘기가 시작되어 급성장기가 지나면 성장호르몬 분비가 줄어들게 된다. 따라서 초경이 시작된 시점은 키 성장에 중요한 영향을 미친다.

7. 남아의 경우 변성기가 몇 년 몇 개월 전에 있었는가?

남아가 변성기가 되었다는 것은 성호르몬이 분비되었다는 뜻이다. 요즘 아이들은 부모 세대에 비해 빠르게 성숙하고 있다. '어른의 몸이 되려면 앞으로 더 있어야겠지.'라고 생각한다면 요즘 아이들에 대해 이해를 못 하고 있는 것이다. 사춘기가 일찍 시작된다는 것은 성장이 멈출 때가 가까이 왔다는 뜻이므로 아이의 사춘기에 대해 관심을 가져야 한다. 특히 아이에게 다음과 같은 징후가 보이면 더욱 키 성장에 관심을 기울여야 한다.

조기성장 자가진단법

❶ 외모가 또래들에 비해 성숙하다.

❷ 가족 중에 키가 일찍 크고 일찍 멈추는 성장 과정을 겪은 사람이 있다.

❸ 출생 이후 치아가 나거나 걷고 말하는 등 성장 발육이 빨랐다.

❹ 동물성 음식과 패스트푸드를 많이 섭취한다.

❺ 키에 비해 체중이 많이 나가고 몸에 지방질이 많다.

❻ 체질적으로 열이 많아 땀을 많이 흘린다.

❼ 정신적으로 조숙하다.

❽ 유방의 발달과 여드름 등 2차 성징이 다른 아이들보다 빨리 나타났다.

사춘기가 일찍 오는 것을 막는 방법(성장기를 늘리는 방법)

❶ 신 과일, 식초 친 음식, 익은 김치 등 신 음식을 먹는다.

❷ 호도, 잣, 호박 씨, 해바라기 씨, 아몬드 등 씨앗 음식을 많이 먹는다.

❸ 육류 섭취를 줄인다. 예를 들면, 닭고기는 녹두와 함께 백숙을 만들고, 돼지고기는 된장물을 넣어 청주와 함께 삶는다.

❹ 우유는 두유와 반씩 섞어서 먹는다.

❺ 조금은 춥게 생활한다.

❻ 성인 문화를 절대 차단한다.

❼ 가족 간에 대화를 자주한다.

❽ 줄넘기를 하루 900~1500개 한다.

❾ 기지개를 자주 켠다.

❿ 해독 식품을 먹는다.

키를 크게 하는 식습관

- 다양한 음식을 골고루 섭취한다
- 세 끼를 제 때 먹는다
- 단백질을 충분히 섭취한다
- 칼슘이 풍부한 식품을 섭취한다
- 우유를 충분히 마신다
- 당분이 많은 음식이나 탄산음료는 섭취를 줄인다
- 인스턴트 식품과 패스트푸드는 가급적 피한다
- 카페인 섭취를 자제한다
- 술과 담배를 멀리 한다

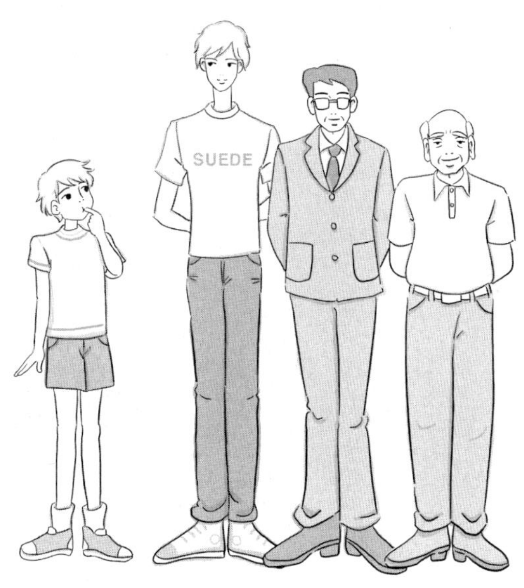

키 성장에 영향을 주는 환경 요인 중
가장 중요한 것은 **식습관**이다

키 성장, 때가 있다. 때를 놓치지 말자

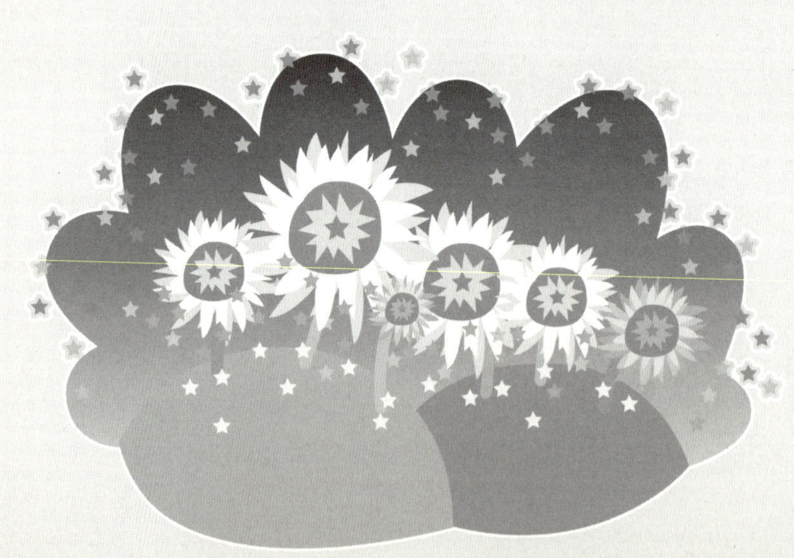

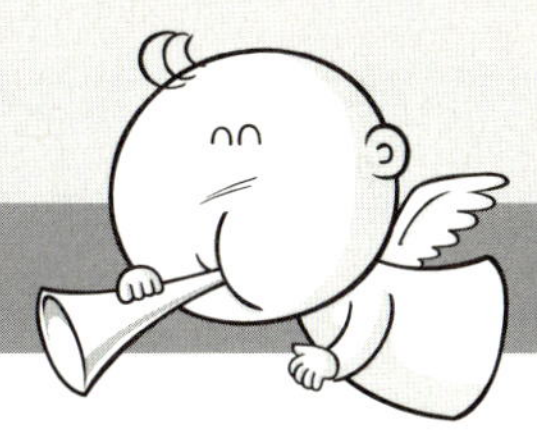

제 1 장

키 쑥쑥 크려면 관심과 노력이 필요하다

키는 타고 나는 것이 아니다 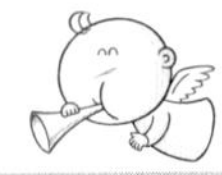

지금까지 많은 사람들이 키는 태어날 때부터 타고난 것이며 후천적으로는 어쩔 수 없는 것이라고 생각했다. 그래서 부모들은 자녀들의 키가 작으면 안타깝게 여기면서도 어떻게 해주어야 좋을지 몰라 걱정만 하면서, 혹시 내가 키가 작아서 우리 아이도 키가 작은 것은 아닌지 고민을 하는 일이 많았다.

그러나 최근에 발표되는 여러 가지 연구결과에 의하면 성장은 유전적인 영향이 20~30% 정도에 지나지 않으며 나머지는 환경(25%), 운동(20%), 영양(30%), 스트레스를 포함한 정서적인 요인 등 후천적인 생활 환경에 의해 결정된다고 한다. 이에 따라 키 성장에 관한 관심도 높아지고 있다.

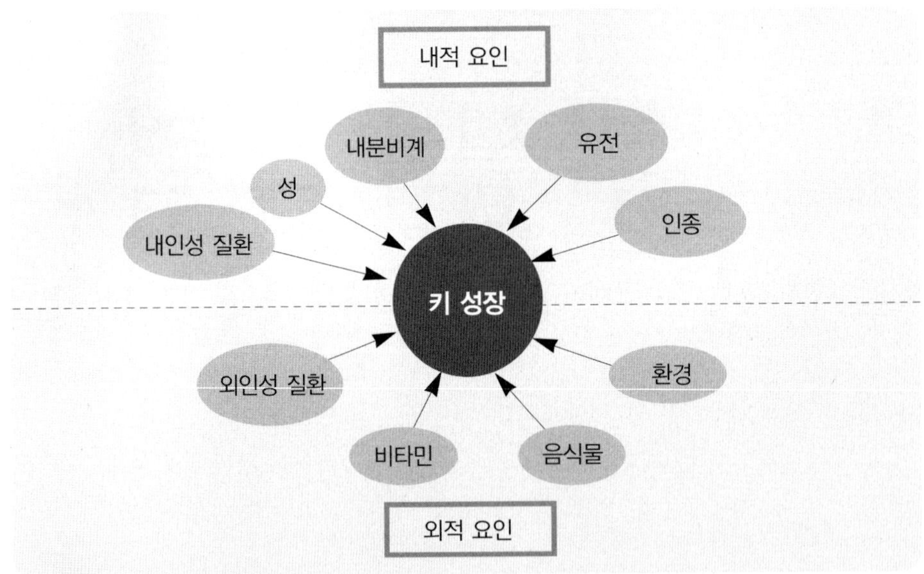

*성장의 75%는 유전인자 이외의 요인에 영향을 받는다.

키 성장에 왜 관심이 필요한가 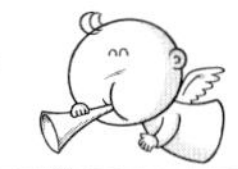

　식습관, 수면, 운동 등 성장에 영향을 주는 환경 요인들은 매일의 생활 습관과 많은 연관이 있다. 이러한 생활 습관은 하루아침에 몸에 배는 것이 아니라 어릴 때부터 오랜 시간에 걸쳐 만들어진다. 그러므로 어릴 때부터 성장에 바람직한 생활 습관을 기르도록 노력해야 한다.

일찍부터 키 성장에 관심을 가져야 하는 이유 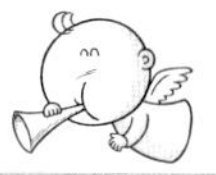

사춘기 이전의 관리가 중요하다

　직접적으로 뼈의 성장이 일어나는 성장판은 사춘기가 시작된 후 2년 정도가 지나면 성호르몬의 분비량이 늘어나면서 닫히게 된다. 그러므로 성장은 사춘기와 매우 깊은 관계를 가지고 있다. 많은 성장을 하기 위해서는 성장판이 닫히기 전까지 지속적으로 관심을 가지고 키 성장에 영향을 주는 후천적인 환경 요인을 관리하며 일상 생활 중에 키 성장을 돕는 생활 습관을 기르는 것이 반드시 필요하다.

사춘기가 점차 빨라지고 있다

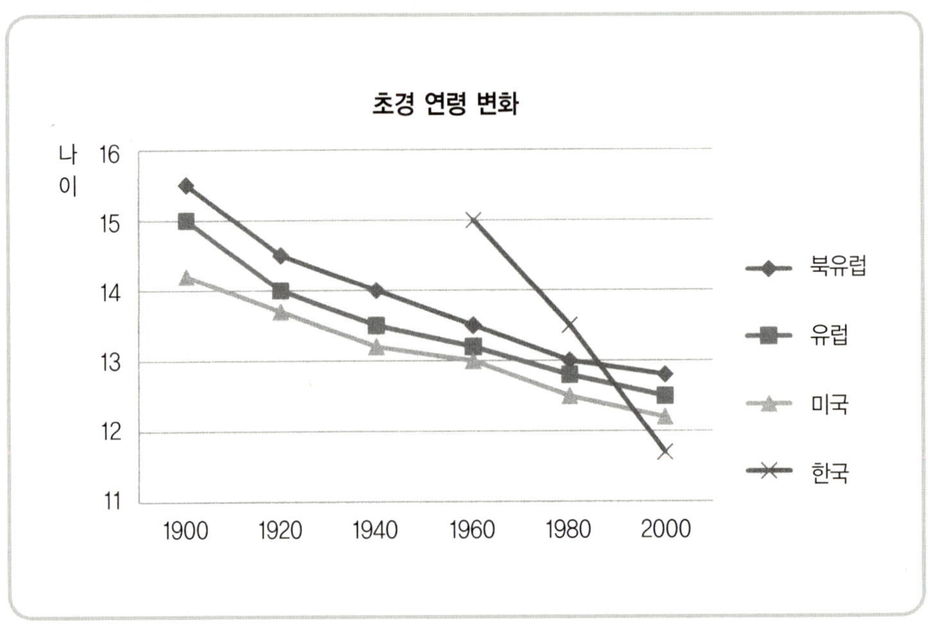

▶ 성조숙과 생리에 대한 그래프

　예전 부모님이 자라던 시기는 영양 상태 등 환경 요인이 좋지 못하던 시절이라 사춘기가 늦게 시작되었지만, 요즘은 아이들이 영양 상태가 좋아지고 사회·문화적 자극에 빨리 노출되어 사춘기도 빨라지는 추세를 보이고 있다.

　사춘기가 빨라지면 우리가 상식적으로 알고 있는 것보다 빨리 성장이 멈추게 된다. 일반적으로 요즘은 여자는 15~16세, 남자는 이보다 2년 정도 후인 17~18세 정도가 되면 거의 성인 키에 도달하고 있다. 키가 얼마만큼 자라느냐 하는 것은 성장판이 닫히기 이전, 다시 말해 사춘기가 시작되기 이전부터 키 성장에 영향을 주는 환경 요인들을 어떻게 관리 하느냐에 달려있다.

키가 특별히 작지 않은 이상 많은 아이들은 외모에 관심이 높아지는 사춘기가 되어야 비로소 키에도 관심을 가진다. 그러나 그 때는 이미 성장판이 거의 닫혀가는 시기이므로 키 성장클리닉을 하기에는 늦은 경우가 많다. 따라서 사춘기 이전부터 매년 성장 속도를 체크하고, 이상이 있으면 전문의와 상담하고 적절한 조치를 하는 것이 바람직하다.

나의 성장 속도 체크하기 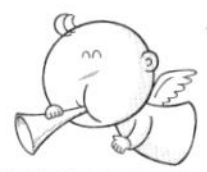

성장 상태를 보다 정확하게 관리하려면 키와 몸무게를 주기적으로 표시하여 성장발육곡선을 그려보는 것이 좋다. 그러기 위해서는 일정한 기간(6개월~1년)을 정해놓고 몸무게와 신장, 흉위 등을 정기적으로 기록해야 한다. 이 성장발육곡선이 '한국소아발육곡선(44쪽 참고)'의 7개 곡선 중 중간인 50%의 범위에 들어가면 평균신장으로 판단한다.

한국소아발육곡선은 현재 아이의 키가 정상적인 상태로 잘 자라고 있는지, 아니면 키 성장에 관심을 가져야 하는지 판단 기준이 된다. 중간 50%에 들어가면 또래 집단의 기준이 되는 평균 키이며, 하위 25% 이내일 때는 경계신장이라 하고, 3% 이하일 때는 저신장이라고 한다. 한 학급의 학생 수가 40명일 때 키 성장 순서가 10번째 이내에 들 때는 경계신장, 1~2번째 이내일 때는 저신장에 속한다. 저신장의 범주에 든다면 반드시 성장장애가 있는지 조기 검진을 하여 그에 따른 치료를 해야 하며 경계 신장의 범위에 있다면 키에 대한 관심이 필요하다.

롱다리넷(www.longdari.net)에는 자기 키가 또래 중 어느 범위에 속하는지 퍼센트로 환산해주는 프로그램이 있어 자신의 성장 정도를 정확히 알아 볼 수 있다.

▶ 한국소아발육곡선

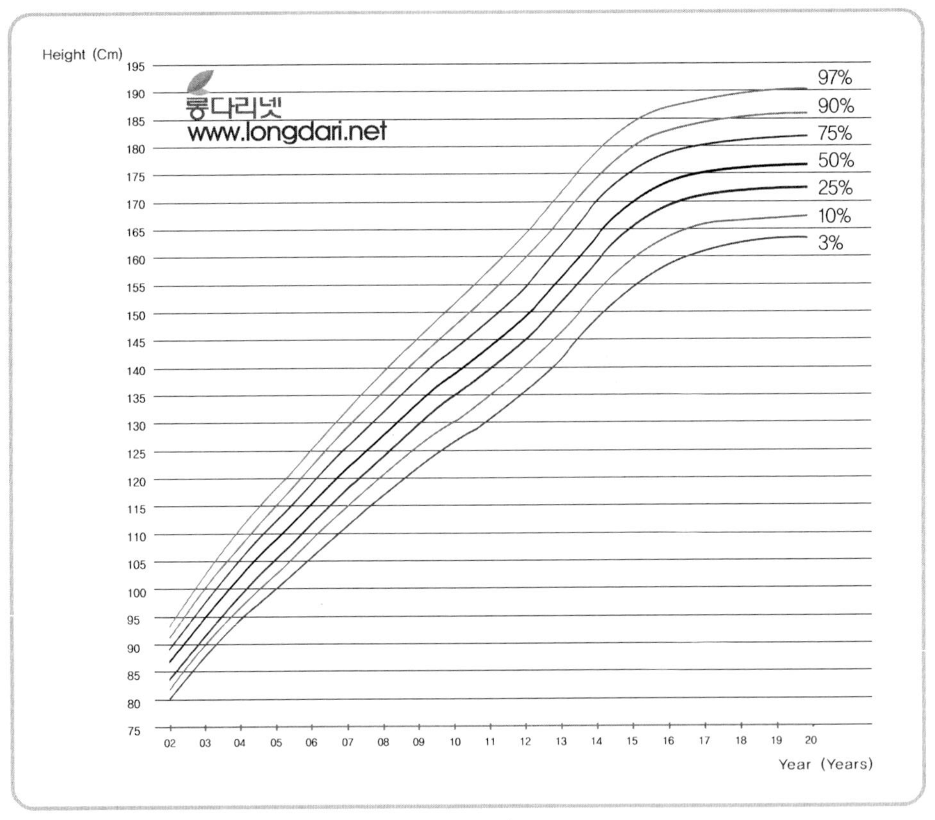

※ 저신장은 교과서적으로는 3% 미만으로 규정하지만 임상적으로는 10% 미만으로 보고 있다.

▶ 연령별 신장 분포도

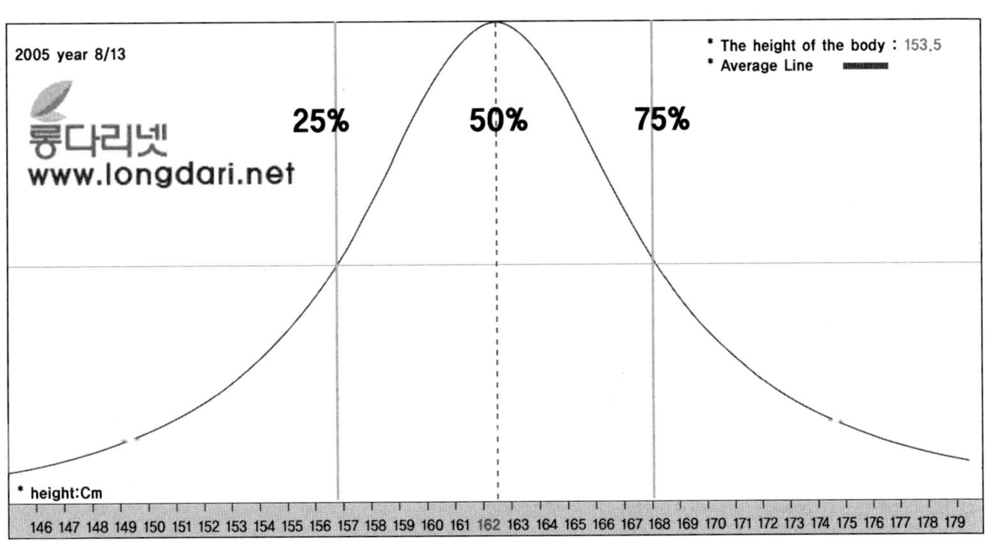

※ 위 그림에서 50%에 해당하면 100명 가운데 자신보다 키가 큰 사람이 50명이고 키가 작은 사람
도 50명인 평균 키를 뜻한다. 25~75%에 포함되면 보통 신장에 들어간다고 보며, 25% 이하일 때
는 키 성장에 관심을 가져야 하는 경계 신장으로 판단한다.

키에 미치는 유전적인 영향

아이의 신장은 부모로부터 유전적인 영향을 받는다. 그러나 키 성장은 유전적인 요소만으로 정해지는 것이 아니다. 부모의 신장이 커도 아이가 저신장일 수도 있고, 부모의 키가 작아도 아이의 신장이 클 수도 있다. 키 성장은 유전적인 요인 이외에도 자연 환경, 영양, 생활 환경, 수면, 운동, 질병 등 여러 가지 조건과 부모의 애정이라는 눈에 보이지 않는 요소와 관련이 있기 때문이다.

▶ 예측 신장도

남아의 예측 신장	아버지의 키+(어머니의 키+13) / 2	+α
여아의 예측 신장	(어머니의 키-13)+아버지의 키 / 2	+α

※ +α 부분은 자연 환경, 영양, 생활 환경, 수면, 운동, 질병, 부모의 애정 등 유전 이외의 요소로 정해진다.

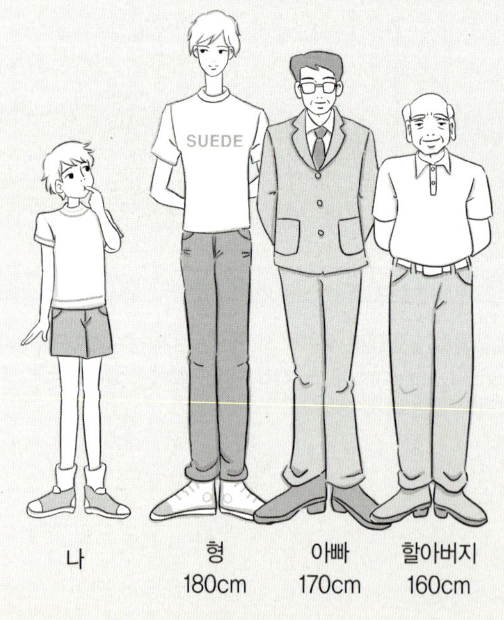

나 　 형 180cm 　 아빠 170cm 　 할아버지 160cm

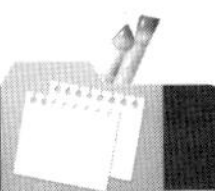

성장판은 여자 아이가 더 빨리 닫힌다?

성장판이 닫히는 시기는 개인마다 차이가 있으나, 대체적으로 여자가 남자보다 더 빠르다. 여성은 가슴이 나오는 시점부터 생리 전까지 급성장이 지속된다. 생리 이후에는 완만한 성장을 하여 대체적으로 해마다 3~5cm 정도 키가 자란다. 보통 2~3년 동안 이렇게 크며, 잘만 관리해주면 매년 5cm 이상도 자랄 수 있다.

성장판이 닫히면 더 이상 키가 크지 않는다?

이 물음에 대한 답은 성장클리닉을 운영하는 사람마다 다르다. 실제적으로 성장판이 닫혔다면 성장이 거의 멈추었다고 보는 것이 옳다. 하지만 일본의 성장클리닉은 실제로 성장판이 닫힌 나이에도 성장이 가능함을 보여주었다. 물론 흔한 일은 아니다. 하지만 크고자 하는 사람에게는 이러한 입증된 사실 하나하나가 희망이 된다.

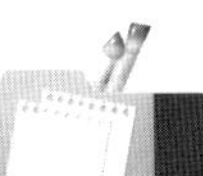

키 크는 데 가장 중요한 영양소는 칼슘이다?

이와 비슷한 내용이 가장 많이 받는 질문 중 하나가 아닌가 한다. 사람들은 뼈를 만드는 주원료가 칼슘이므로 그것만 많이 섭취하면 되지 않느냐고 흔히 말한다. 하지만 뼈를 만드는 칼슘, 피와 살을 만드는 단백질, 성장을 촉진하는 비타민, 노폐물을 걸러내는 식이섬유는 키 성장을 도와주는 4대 영양소로, 모두 똑같이 중요하므로 골고루 섭취하는 것이 좋다.

성장판이 열려 있다고 키가 계속 크는 것은 아니다

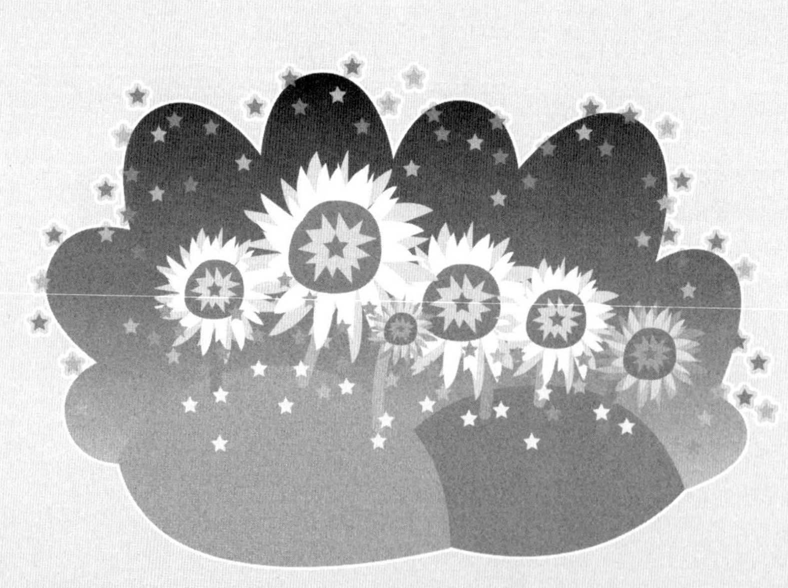

제2장

키 성장에도 원리가 있다

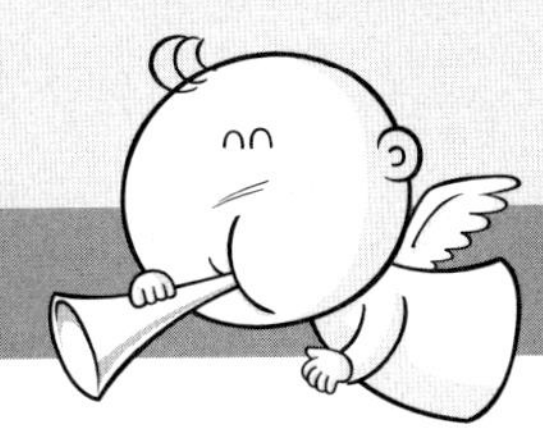

사람의 단계별 성장 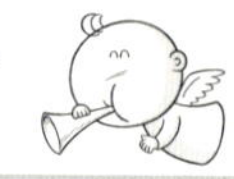

    신생아는 엄마 뱃속에 있는 10개월 동안 평균 약 50cm 정도 자란 후에 태어난다. 태어나서 만 2살까지를 제1차 성장기라 하는데, 첫 1년은 25cm, 그 다음 1년은 10~13cm 정도 자란다. 2살 이후부터는 1년에 5~6cm 정도씩 자라다가 사춘기가 되면 제2차 성장기를 맞아 1년에 8~10cm 정도 자라는 급성장을 하게 된다.

    세포 분열을 일으켜 키를 크게 하는 골단부에 있는 성장판은 사춘기가 지나면서 성호르몬의 영향으로 점차적으로 골막을 융합해 성장을 멈추게 한다. 그러므로 사춘기가 지나면 급속히 성장 속도가 둔화되어 서서히 성장이 멈추게 된다.

    이와 같이 사춘기가 시작되면 이미 키를 자라게 하는 적절한 시기를 놓치게 되어 키 성장 치료에 많은 효과를 기대하기가 어렵다. 그러므로 부모는 매년 자녀들의 성

▶ 성장의 4단계

성장 단계	시기	단계별 특징
제1차 성장기	출생~만 2세	약 50cm로 자란 아이가 2배 정도 급성장한다.
제2차 성장기	만 2세~ 사춘기 직전	1년에 5~6cm 정도 완만하게 자란다. 2차 성장기를 잘 보내면 키 성장에 유리하다.
제3차 성장기	사춘기 시작~ 약 2년 후	1년에 8~10cm 가량 성장한다. 생활습관과 식사습관에 따라 개인 폭이 큰 시기이다.
제4차 성장기	사춘기 2년~ 4, 5년	최종적으로 4~6cm 가량 자란다. 최종 성인 신장의 완성기로 성장판이 닫히는 시기이다.

장 속도를 기록하여 일반적인 성장 속도와 비교해 차이가 있는지, 병적인 성장장애 요인이나 성장을 방해하는 환경 요인이 있는지 살펴보고 문제점을 해결하는 노력이 필요하다.

뼈가 자라는 부위인 성장판 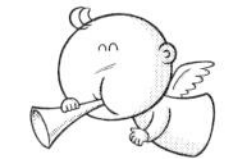

키 성장은 뼈가 길이 성장과 부피 성장을 계속하면서 전체적인 몸 길이가 늘어나는 것을 의미한다. 뼈 구조를 살펴보면 크게 골간과 골단으로 이루어져 있는데, 골간은 뼈 중간의 딱딱한 치밀질로 되어있고, 골단은 관절과 직접 연결이 되어있는 부분이다.

뼈의 길이 성장

골단과 골간 사이에는 성장판이라고 하는 골단 연골(부드러운 부분)이 있는데, 이 부분은 성장호르몬(더 정확하게 말하면 성장호르몬의 대사산물인 인슐린양 성장 인자)과 성장에 관여하는 다른 호르몬의 영향을 받아 뼈를 구성하는 새로운 세포를 만들어 뼈의 길이가 자라도록 한다.

뼈의 길이는 골단 연골이 증식하고 이것이 골질로 치환되어 늘어난다. 그러나 길이 성장이 일어나는 성장판은 사춘기가 시작되어 성호르몬의 분비가 늘어나면 점차 골간처럼 딱딱한 뼈로 변화된다. 그러면 더 이상 뼈는 길이 성장을 하지 않게 된다. 이것을 흔히 성장판이 닫혔다고 표현한다.

열린 성장판 X-ray 사진   닫힌 성장판 X-ray 사진

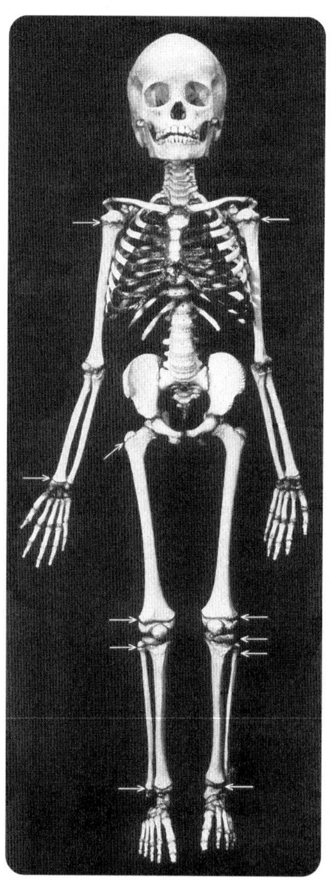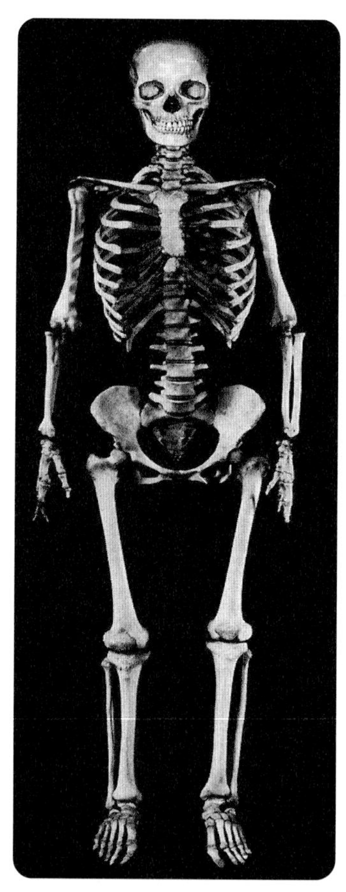

* 뼈 사이에 보이는 검은 색 부분 즉, 화살표 부위가 성장판이다.

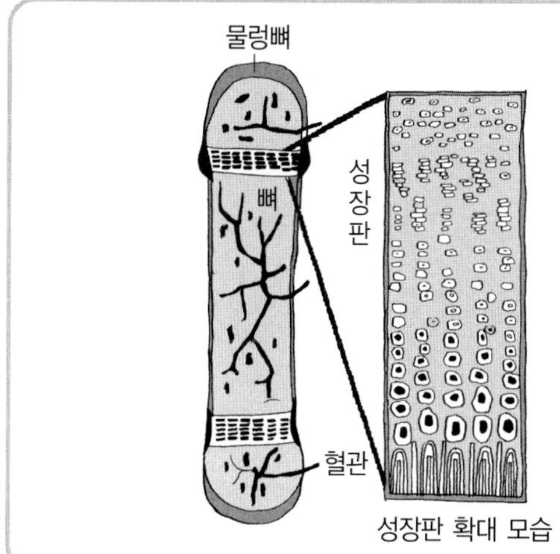

좌측 뼈 그림에서는 뼈의 위, 아래에 가로 줄 무늬를 한 성장판이 보인다. 성장판은 뼈 양쪽 말단에 위치한다.
우측 그림은 성장판을 확대한 모습으로 뼈 세포가 생성되면서 뼈가 늘어나는 것을 보여 준다.

뼈의 부피 성장

관절면을 제외한 뼈의 표면을 덮고 있는 골막은 뼈를 보호하고 혈액을 공급하여 뼈의 부피가 늘어나게 한다. 이러한 부피 성장은 성장판이 닫힌 후에도 가능하다.

성장판 검사

길이 성장을 하는 장골(긴 뼈)의 골단은 폐쇄되는(성장판이 닫히는) 표준 연령이 있으므로, X-ray검사로 어떤 장골까지 성장판이 닫혔는지를 알아보면 각 개인의 골연령과 성장 가능성을 가늠해 볼 수 있다.

성장호르몬의 모든 것

　성장호르몬이란 성장과 발육을 촉진하는 호르몬으로 뇌하수체에서 분비된다. 일반적으로 성장호르몬은 잠든지 1~2시간 후 숙면을 하고 있을 때나 운동을 시작하여 약 30분 정도가 지난 뒤에 가장 많은 양이 분비된다. 따라서 숙면과 적당한 운동은 성장호르몬 분비를 촉진시켜 키 성장에 도움이 된다.

성장호르몬이 하는 일

- 뼈와 연골 등의 성장을 촉진한다.
- 단백질을 합성하며 저장된 지방을 분해한다.
- 골격 및 내장의 성장 속도를 조절한다.

성장호르몬 결핍 원인

- 난산으로 아이의 뇌하수체나 시상하부에 손상이 있는 경우
- 후천적인 뇌종양이 있는 경우
- 뇌염 및 뇌막염이 있는 경우
- 방사선으로 뇌 손상이 있는 경우

성장장애란 무엇인가 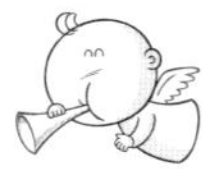

   키에 대한 관심이 높아지면서 아이의 키가 조금만 작아도 혹시 성장장애가 있는 것은 아닐까 하며 병원을 찾는 사람들이 늘고 있다. 하지만 키가 조금 작다고 해서 모두 성장장애라고 볼 수는 없다. 또한 성장장애가 있다고 할지라도 정확한 원인과 치료 방법을 알고 일찍부터 치료를 한다면 정상적인 성장이 가능하다.

   아이가 혹시 성장장애를 겪고 있는지 걱정된다면 다음 경우에 해당하는지 살펴보도록 한다.

▶ 소아 및 청소년 신체 발육 표준치

나이	남자			여자		
	표준신장 50%	경계신장 25%	저신장 3%	표준신장 50%	경계신장 25%	저신장 3%
6세 초1	120.63	116.8	110.4	119.6	115.9	109.9
7세 초2	126.67	122.8	116.1	125.54	121.6	115.1
8세 초3	132.07	127.8	120.8	131.1	127.3	120.4
9세 초4	137.64	133.2	125.6	137.04	132.6	125.0
10세 초5	142.85	138.2	130.1	143.65	138.8	130.3
11세 초6	149.08	144.3	135.6	15.33	145.2	136.2
12세 중1	156.21	151.1	141.7	154.8	149.9	141.0
13세 중2	163.25	158.0	147.9	157.73	153.0	144.6
14세 중3	167.84	162.5	152.3	159.42	154.9	146.8
15세 고1	171.42	166.2	156.2	160.29	155.8	147.9
16세 고2	172.69	167.4	157.6	160.62	156.2	148.3
17세 고3	173.6	168.4	158.8	161.11	156.6	148.8

*2005년 표준신장 대조표

다음과 같은 현상을 보이면 성장장애가 있을 가능성이 높다.

첫째, 백분율로 3% 이하에 속한다. 이것은 100명의 같은 나이 아이들이 키 순서대로 줄을 섰을 때, 앞에서 3번째 이내에 속하는 경우를 말한다. 이런 경우 반드시 전문가에게 진찰을 받고 상담해야 한다. 10% 이내에 속한다고 해도 가급적 전문의에게 상담을 받는 것이 좋다.

둘째, 매년 키가 4cm 미만으로 자란다. 보통 사춘기가 시작되기까지 소아기에는 1년에 5~6cm 정도, 사춘기가 시작된 후에는 1년에 8~10cm 정도 성장해야 정상이다. 그러므로 사춘기 이전의 자녀가 1년에 4cm가 못 되게 자란다면 성장장애를 의심해 볼 수 있다.

셋째, 자녀의 키가 또래의 평균 신장보다 10cm 이상 작다. 앞에 제시한 '소아 및 청소년 신체 발육 표준치' 도표를 보고 자녀의 나이(만으로 계산)에 맞는 평균 키를 확인하여 또래의 평균 키보다 10cm 정도 작다면 성장장애를 의심해 보아야 한다.

성장장애 원인 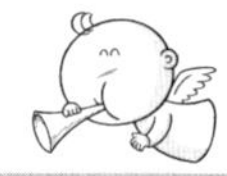

가족적 저신장증

부모, 형제, 친척 중 키가 작은 사람이 많고, 키가 작은 것을 제외하고는 건강에 문제는 없는 경우를 말한다. 이 경우 키가 적게 자라지만 매년 키가 크는 속도는 정상이다. 성인이 되었을 때의 키는 평균보다 작지만 병적으로 문제가 있는 것은 아니다.

유전적인 것이 원인이며 치료 방법과 효과는 아직 정확히 밝혀진 것이 없다.

체질적인 성장지연

성장장애 중 가장 많은 부분을 차지하는 경우이다. 성장지연은 태어날 때 몸무게와 키는 정상이지만, 1년이 지난 후 별다른 이유 없이 성장이 더디어져서 성장 속도가 떨어지는 것을 말한다. 그 이후에도 매년 성장 속도는 정상이지만 키는 3% 이하로 작다. 이런 경우에는 다른 사람들보다 사춘기가 1~2년 가량 늦게 시작되고, 다행히 이때 키가 급속히 자라서 어른이 되면 정상적인 키가 된다. 그러므로 이 경우는 성장장애가 아닌, 성장지연이라고 표현하는 것이 옳다.

만성적인 병에 의한 성장장애

어릴 때부터 만성적인 병에 걸려 정상적으로 자라지 못하는 것을 말한다. 선천성 심장병, 만성 폐질환, 신장질환, 간질환, 소아당뇨병, 비타민 D 결핍 등의 대사질환이 원인이다. 이 경우는 X-ray로 뼈 나이(골연령)를 측정할 때 자신의 나이보다 2살 이상 어리게 나타난다. 병에 의한 성장장애는 우선 질환을 치료하는 것이 중요하고, 필요하다면 성장호르몬 투여 등 성장전문의의 치료가 뒤따라야 한다.

호르몬 분비 이상에 의한 성장장애

호르몬은 몸속에서 일어나는 여러 가지 일을 조절하는 물질로 정상적인 사람의 몸 속에서 저절로 만들어진다. 이러한 호르몬 분비에 이상이 있을 때도 병에 걸리거나 성장에 문제가 생긴다. 특히 성장호르몬 결핍증, 갑상선 기능 저하증, 당뇨병 등에 걸리면 정상적인 성장이 어렵게 된다.

선천적인 이상에 의한 성장장애

자궁 내 성장 발육 지연

태아가 뱃속에서 영양 공급을 원활하게 받지 못했을 때, 산모가 영양이 부족하거 나 고혈압인 경우, 산모가 흡연 · 음주 · 약물 복용을 했을 때 성장장애가 나타난다. 출생 때 아기의 체중이 10% 미만인 경우에 해당되고, 만약 3% 미만이라면 심각한 발육 지연에 해당한다.

유전적인 성장장애

다운증후군, 터너증후군 등 유전자에 이상이 있어 모든 성장 발육에 문제가 있는 경우이다. 완전한 치료는 불가능하지만 성장호르몬을 투여하여 어느 정도 키를 자라 게 할 수는 있다.

골격 형성의 이상

키가 크는 데 결정적인 영향을 미치는 뼈와 연골이 정상적으로 만들어지지 않아서 정상적인 성장이 어려운 경우다. 이 경우는 키가 작을 뿐 아니라 신체 비례도 정상적이지 않다. 골격 형성을 이상하게 하는 원인과 효과적인 치료 방법도 알려지지 않고 있다.

영양 결핍에 의한 성장장애

한참 자라는 시기에 단백질, 탄수화물, 지방, 칼슘 등의 무기질이 부족하면 키가 정상적으로 자라지 못한다. 이런 경우 성장이 멈추기 전(성장판이 닫히기 전)에 정상적으로 영양을 공급하면 다시 정상적인 성장이 가능하다. 그러나 자라지 못한 기간만큼 성장하지 못했으므로 성인이 되었을 때 최종 키는 작을 수밖에 없다. 따라서 성장에 문제가 있다면 성장판이 닫히기 전에 원인을 찾아서 해결해야 키 성장을 기대할 수 있다. 그 밖에 수면, 운동 등의 환경 요인도 성장장애의 원인이 될 수 있다.

Q 성장호르몬 주사가 키 성장에 도움이 됩니까?

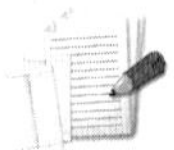

A 성장호르몬제는 몸에서 생성되는 성장호르몬의 양이 부족할 때 맞아야 효과가 있습니다. 부모의 키가 작은 가족 왜소증이 있으면 성장호르몬 주사를 맞아도 효과가 없을 수도 있습니다. 그러므로 성장호르몬 주사를 맞기 전에는 키가 작은 원인을 알기 위해 호르몬과 영상 검사를 해야 합니다. 검사 후 호르몬 치료를 할 수 있는 적응증이면 주사로 치료하면 됩니다.

남자는 변성기가 시작되었거나 음모가 생기기 시작한 뒤, 여자는 생리를 시작한 후 성장판이 닫혀갈 가능성이 높으므로 성장호르몬 주사를 맞아도 큰 기대를 할 수 없습니다. 여성의 성장판은 만 13~14세 정도에 닫혀가는 것으로 알려져 있지만, 생리가 일찍 시작됐다면 성장판 역시 그만큼 빠르게 닫힙니다. 참고로 남자는 여성보다 2년 정도 늦은 15~16세경에 성장판이 닫히게 됩니다.

그러므로 성장호르몬 주사는 일찍 맞을수록 효과적입니다. 빠르면 5살부터, 늦어도 여자는 10살, 남자는 12살 이전에 맞아야 합니다. 치료비는 체중에 따라 차이가 있지만 연간 1천~1천5백만 원 정도가 들며, 3~4년간 치료를 지속해야 합니다.

성장호르몬 주사는 당뇨환자가 인슐린 주사를 맞는 것처럼 매일 집에서 투여합니다. 병원은 3~6개월 만에 한 번씩 방문해서 성장 효과를 측정하는데, 치료 효과가 없다고 판단되거나 아이의 키가 평균치에 도달하면 투약을 중단합니다.

Q 성장호르몬 요법은 어떻게 합니까?

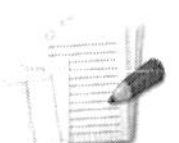

A 성장호르몬은 체중에 따라 일정한 양을 1주일에 5~7회 취침 전에 투약하는 게 일반적입니다. 체중이 40kg이면 성장호르몬 4단위(1병), 30kg이면 3단위(4분의 3병)를 매회 투여합니다. 성장호르몬 투여는 보통 1년 정도 하는데, 성장호르몬 1병 가격은

3만 6천 원이며, 1년에 드는 총 치료 비용은 검사비를 포함해 1천만 원이 넘습니다. 하지만 성장호르몬 치료는 대부분의 대학병원에서도 할 만큼 그 효과가 널리 알려져 있습니다.

성장호르몬 주사 투여 시 주의사항

- 주사를 한 부위에 집중적으로 맞을 경우 그 부위에 지방 증식 및 위축을 초래하여 보기에 흉합니다. 따라서 주사는 여러 부위를 돌아가면서 맞도록 합니다.
- 주사는 피하에 투여하고 근육에 투여되지 않도록 주의합니다.

성장호르몬 투여 시 초래될 수 있는 부작용

- 주사 부위 통증
- 주사 부위의 두드러기 또는 전신 피부염
- 당뇨병 및 당불내성증
- 백혈병
- 전신 부종
- 근육통 및 관절통
- 갑상선 기능 저하증
- 고관절 탈구
- 두통
- 속 쓰림

Q 일리자로프 수술이 있다고 들었습니다. 어떤 수술입니까? 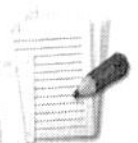

A 키를 키울 수 있다고 알려진 일리자로프 수술은 단순히 작은 키를 크게 하는 것에 수술의 목적이 있는 것은 아닙니다. 어쩔 수 없는 사고로 뼈가 정상적으로 유합되지 않아 제대로 걸을 수 없는 사람들, 선천적인 기형으로 고통받는 사람들에게 아픔을 덜어주는 것이 그 근본 목적입니다. 이를테면 뼈가 부러졌거나 소아마비가 있거나 병적인 상태가 분명한 저신장증의 환자들이 이 수술을 받으면 다리뼈가 늘어나 많은 도움을 받을 수 있습니다.

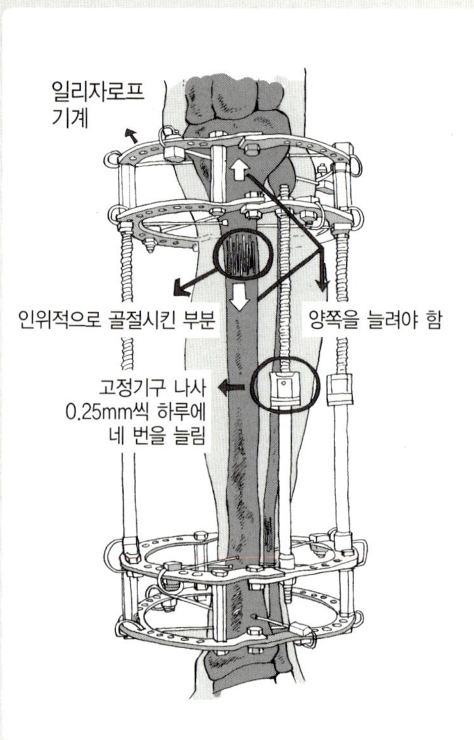

▶ 일리자로프 수술

그러나 이 수술은 처음 고안된 목적에서도 알 수 있듯이 사고 등의 심한 골 손상이나 양쪽의 다리 길이가 차이 나서 보행할 수 없는 환자들에게 최악의 경우를 조금이라도 개선하기 위해 선택된 것이니만큼 환자가 감내하기 어려운 통증과 다시는 돌이킬 수 없는 부작용이 있을 수 있습니다. 따라서 심각한 저신장증이 아니면 시술받지 않는 것이 좋습니다. 또한, 수술 방법 역시 고난도의 숙련을 요구하기에 우리나라에서도 몇몇 병원에서만 시술하고 있습니다.

일반적으로 일리자로프 수술은 키 성장을 위해 다음과 같은 방법을 사용합니다.

❶ 키를 늘리고자 하는 뼈의 바깥쪽에 원통형이나 막대기 모양의 금속제 외고정 기구를 장착합니다.

❷ 뼈의 넓은 부분을 인위적으로 자르고 외고정 기구에 달려 있는 막대기의 나사를 이용해 0.25mm씩 네 번을 늘려 하루에 1mm 정도 늘어나게 합니다.

이 과정 중 새로운 뼈 조직이 자라나는 만큼 신경이나 혈관, 근육도 함께 늘어나게 되는데, 뼈는 자라지만 신경, 혈관, 근육, 인대 등이 자라지 않으면 심각한 부작용을 초래할 수 있습니다.

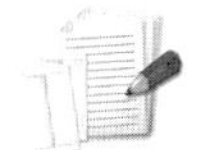

A "잘 자는 아이가 잘 자란다." 라는 말은 과학적으로 옳습니다. 성장호르몬은 낮에 깨어 있을 때보다 밤에 자고 있을 때 더 많이 분비되기 때문입니다. 그 중에서도 특히 밤 10시에서 12시 사이에 가장 많이 분비됩니다. 이 시간 동안 뇌파의 기록을 보면 약 90분을 주기로 수면의 깊이가 반복적으로 변화되는 것을 알 수 있습니다. 얼마나 깊은 잠을 자는지에 따라 수면 상태를 4단계로 나눌 수 있는데, 이 가운데 3, 4단계의 깊은 수면 중에 성장호르몬이 분비됩니다. 잠을 자더라도 깊은 수면을 하지 못하면 성장호르몬은 분비되지 않습니다.

▶ 성장호르몬 24시간 분비 패턴

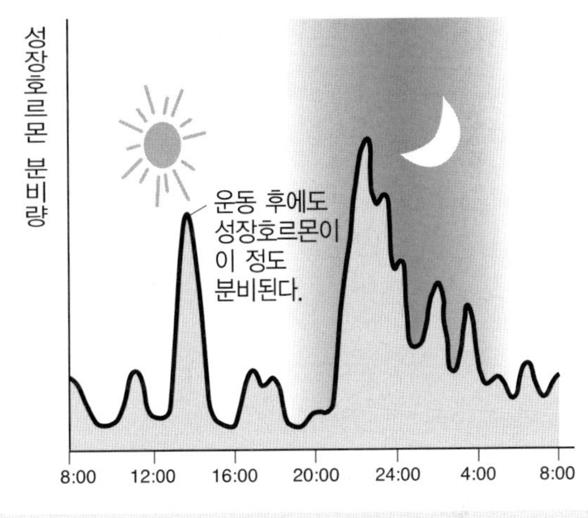

수면 초기에 눈동자가 빠르게 움직이는 시기를 렘(REM) 수면 시간이라 하며, 전혀 눈동자가 움직이지 않는 시기를 논렘(Non-REM) 수면 시간이라 합니다. 7~8시간 수면하는 동안 이러한 주기가 4~5번 나타나는데, 성장호르몬이 가장 많이 분비되는 논렘 단계가 가장 높은 시간대는 취침 후 1~2시간 뒤입니다. 11~14세는 적어도 9시간 이상을, 15~19세는 8.5시간을, 그 이후에는 7.5~8시간을 자야 성장에 도움이 됩니다.

특히 사춘기에는 성장호르몬의 분비가 많아지므로 충분하고 깊은 잠을 자야 합니다. 이 때 수면을 방해받거나 수면 시간이 짧아지면 성장호르몬 분비가 줄어들어 키가 덜 자랄 가능성이 있습니다. 또한 자녀가 신경이 예민하거나 비염, 아토피성 피부염, 천식 등의 질환을 겪고 있다면 밤에 잠을 깊이 못 자고 자주 깨기 때문에 먼저 문제를 해결한 후 성장에 관심을 갖는 것이 바람직합니다.

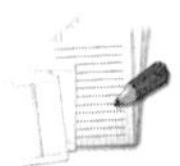

A 성장통이란 아픈 곳이 분명치 않은 팔, 다리의 막연한 통증을 말합니다. 무릎 근처의 뼈에 부착된 힘줄이나 근육이 뼈의 성장 속도에 못 미쳐 일시적으로 발생하는 현상이며, 평균 25명에서 1명 꼴로 나타납니다. 성장기 어린이들 중 10~20%가 성장통을 경험합니다. 성장통을 겪는 4~10세 아이들은 양쪽 정강이 또는 허벅지가 아프다고 말합니다.

10세 전후 아이들에게 나타나는 성장통은 두통이나 복통처럼 여러 가지 원인을 갖고 있습니다. 주로 무릎 부근 뼈가 80% 정도

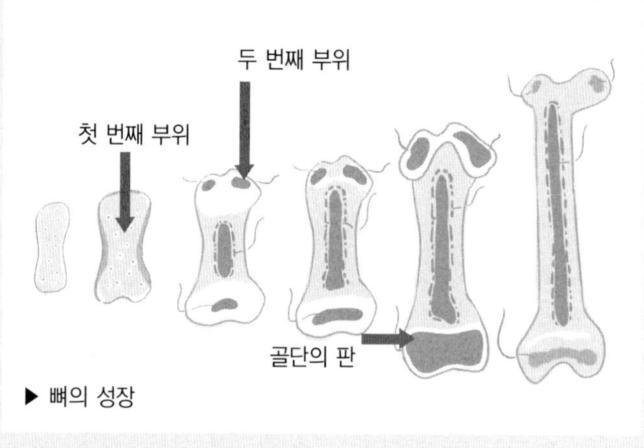

▶ 뼈의 성장

자라면서 유발되는 성장통은 활동량이 많은 아이들에게 더 자주 발생하는 것으로 알려져 있습니다. 지금까지 성장통은 특별히 병이라고 보지 않고 시간이 지나면 사라지는 것으로 생각했지만 적절한 치료는 소아의 성장 발육에 도움을 줍니다.

성장통이 일어나는 이유

한방에서는 소아가 왕성하게 성장하는 것을 일컬어 '소양지기(少陽之氣)가 충만하다.'고 합니다. 소양의 기운이란 봄 기운처럼 위로 솟으려는 힘을 말하며, 소양지기가 충만한 아이를 일컬어 '양기가 강하다.' 고 하기도 합니다. 만약 소양의 기운이 없다면 아이는 성장할 수도 없고 특유의 발랄함과 넘치는 생명력도 있을 수 없습니다. 특히 갓 태어난

아이일수록 소양의 기운이 많기 때문에 왕성한 성장을 합니다.

　양의 기운은 성장에 이롭습니다. 그러나 양기가 왕성하다는 것은 그만큼 음기가 부족함을 뜻합니다. 한방에서는 '음양의 균형'을 중요시하는데 음은 건물을 예로 들면, 건물을 짓는 데 필요한 자재와 같고 양은 건물을 짓는 데 필요한 노동력과 같습니다. 성장통은 노동력인 양은 풍부한데 재료인 음이 부족해서 성장하려는 만큼의 재료 공급이 더디어 나타나는 현상입니다.

성장통 원인

❶ 성장하면서 뼈를 싸고 있는 골막이 늘어나 주위 신경을 자극하기 때문입니다.

❷ 뼈가 빠른 속도로 자라는 데 비해 근육은 더디게 자라서 나타나는 일종의 근육통입니다.

❸ 스트레스도 성장통 발병 원인의 하나입니다.

성장통 발병 대상

❶ 비만인 어린이는 정신적 스트레스나 체중 과잉으로 성장통이 올 수 있습니다.

❷ 다리가 통통한 아이 역시 성장통이 올 수 있습니다.

❸ 신체기능이 약한 아이가 무리하게 운동을 하거나 걸으면 성장통이 올 수 있습니다.

❹ 비위 기능이 약해 영양 공급이 안 될 경우 사지통이 올 수 있습니다.

❺ 경락순환 부전으로 발생하는 영양공급장애로 통증이 올 수 있습니다.

성장통 증상

　성장통은 무릎 근처의 뼈에 부착된 힘줄이나 근육이 뼈 성장 속도에 못 미쳐서 발생하는 근육통입니다. 손으로 만져 주면 통증이 일시 없어지고, 대부분 양쪽 무릎이나 다리가 대칭적으로 아픈 것이 특징입니다. 통증은 대개 저녁에 발생하는데, 쉬거나 자고 일어나면 씻은 듯이 없어집니다. 이러한 과정은 거의 매일 반복되며 활동적인 아이들에게 흔하게 일어납니다.

치료 방법

- 가벼운 마사지를 하거나 따뜻한 수건으로 찜질을 하거나 따뜻한 물로 샤워를 하면 긴장된 근육을 풀어주고 혈액순환이 잘 되어 통증이 없어집니다.
- 한의학에서는 간장과 신장이 근육과 뼈에 밀접한 연관을 맺고 있는 것으로 인식하고 있습니다. 따라서 성장통을 호소하는 아이들에게는 뼈와 근육 기능을 강화하고 전신의 성장 촉진을 돕는 약물을 처방합니다.
- 스트레칭 등의 운동 요법과 물리치료 그리고 침과 부항 요법을 행합니다.
- 충분한 영양 공급과 적당한 운동은 성장통에 효과적입니다.
- 심한 운동을 피하고 인스턴트나 가공 식품은 가급적 피합니다.
- 단백질(근육 형성), 칼슘(골격 형성), 아연(세포 성장 및 재생, 집중력 향상), 각종 비타민과 미네랄(에너지 대사 및 신체 기능 활성화) 등이 충분히 들어간 음식을 섭취하도록 합니다.

성장통을 겪는 아이에게 부모가 할 수 있는 일

❶ 아이의 고통에 관심을 표시하는 방법으로 찜질을 해줍니다.
❷ 따뜻한 물에 목욕을 시켜 잠 못 드는 아이를 진정시킵니다.
❸ 부드럽게 마사지하여 근육의 긴장을 풀어줍니다.

* 한의학에서는 어린이 성장통과 사지통을 단순한 생리 현상으로 보지 않고 아이의 몸에서 보내는 메시지라고 봅니다. 그러한 만큼 성장통이나 사지통에 대한 부모의 따뜻한 관심이 필요합니다. 성장통은 아이의 성장을 방해할 수 있으므로 자녀의 성장통을 단순히 넘겨서는 안 됩니다.

Q 성장통과는 달라요! 무릎 앞쪽이 나오고 누르면 아픕니다!
– 오스굿 병(경골 결절의 골연화염)

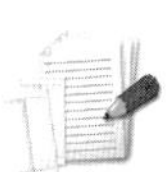

A 오스굿 병은 초등학교 상급반이나 중·고등학생 가운데 운동을 활발히 하는 자녀들에게서 많이 볼 수 있습니다. 보통 무릎 슬개골 바로 밑이 불거지고 누르면 아프고, 특히 심한 운동을 한 후 잠자리에 들기 전에 증상이 나타납니다. 아이가 특별히 다친 곳도 없고 무릎이 붓지도 않았는데, 아프다고 하면 의심을 해보는 것이 좋습니다. 이 병은 운동할 때에 슬개골 밑에 있는 슬개 인대의 견인(당김)으로, 혀 모양의 경골 결절 골단(무릎쪽 정강이 뼈의 앞쪽 융기부)이 부분적으로 분리된 것을 말합니다. 무릎을 90도로 굽혔을 때 전면으로

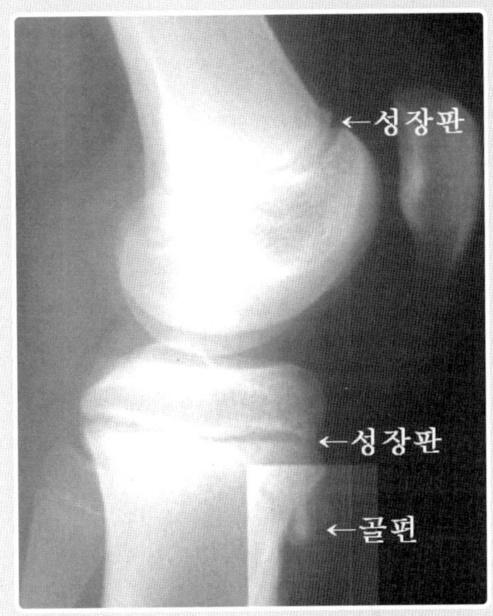

▶ 오스굿 병의 X-ray

가장 많이 불거져 나온 부분인 경골 결절 골단은 성장뼈의 일부로, 허벅지 근육의 전면을 이루는 사두근(네 개의 근육으로 이뤄져 있음)의 부착부이며, 다리를 펼 때 힘을 받는 부위이므로 운동을 할 때 많은 부하를 받습니다. 다리 힘을 쓸수록 더욱 많은 압력을 받게 되고, 그것을 이기지 못해 뼈가 부분적으로 떨어져 나옵니다. 즉, 뼈와 인대를 땅과 나무로 비유한다면 힘에 의해서 나무 뿌리가 땅에서 흙과 함께 뽑혀 나온다고 보면 됩니다. 10~15세 사이의 활동이 많은 남자 아이에게서 흔히 발생하고 보통 양쪽 다리로 증상이 옵니다.

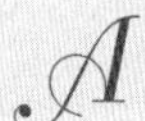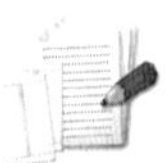

Q 성장장애가 올 수 있는 경우를 알고 싶습니다

A
- 아빠 키가 166cm, 엄마 키가 156cm 이하인 경우
- 출생 때 체중이 3.0kg 이하인 경우
- 임신 중 산모의 신체적, 정신적 건강 상태가 좋지 않은 경우
- 임신 중 약물 남용이나 과음 및 흡연을 하거나 바이러스 감염이 있었던 경우
- 평소 운동이 부족한 경우
- 편식을 하고 인스턴트 음식을 좋아해 영양이 불균형한 경우
- 주위 환경이 불안해 아이가 스트레스를 받는 경우
- 축농증, 비염, 아토피성 피부염, 야뇨증 등 병치레가 잦은 경우
- 식욕부진, 소화불량, 복통, 설사, 변비 등 소화기계 질환이 보이는 경우
- 수면이 부족하거나 숙면을 하지 못하는 경우
- 제2차 성징이 또래 집단보다 빨리 온 경우
- 가정 불화가 있는 경우
- 염색체 이상(연골무형성증, 터너증후군, 다운증후군 등) 등 선천적 질환으로 키가 작은 경우
- 척추변형(척추측만증, 척추과다, 과소전만증)으로 키가 잘 자라지 않는 경우

Q 사춘기 급성장은 무엇입니까?

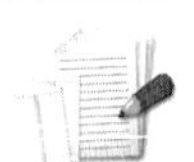

A 2차 급성장기란 사춘기에 접어들면서 키가 급속도로 자라는 시기입니다. 청소년기는 소아에서 성인으로 옮겨가는 때로, 생후 1년에서 2년 다음으로 성장이 빠른 시기입니다. 이 시기는 육체적, 정신적으로 많은 변화가 오며 정서적, 지능적으로도 급속하게 성숙합니다.

사춘기는 생식계가 성숙하는 시기(남자는 운동성 정자를 배출하고, 여자는 배란을 한다)로 청소년기의 한 과정입니다. 청소년기의 성장과 발육이 시작되는 연령은 차이가 커서 아이들은 이것이 비정상이 아닌가 걱정하거나 수줍어하며 체형에 대해 걱정하는 일이 많습니다. 청소년기의 변화는 8~12세에 시작되어 17~19세까지 이르며, 여자는 남자보다 대개 2년 가량 앞섭니다.

성장의 급증은 엉덩이의 피하 지방 조직이 침착 증가하고 다리 길이가 길어지면서 시작되는데, 여자는 그와 동시에 엉덩이가 넓어집니다. 그 다음으로는 몸통 길이가 늘어난다. 남자는 근육량이 늘어남에 따라 어깨가 넓어집니다. 여자는 성장과 근육 발달을 일찍 시작해서 일찍 끝내는 반면, 피하 지방 침착은 더 오래 계속합니다.

청소년기의 변화는 시상하부에 의해 시작하는데, 시상하부가 하수체를 자극하여 성선 자극호르몬과 성장호르몬의 분비를 증가시킵니다. 동시에 남자와 여자 모두 부신 안드로겐이 증가합니다. 성선자극호르몬은 난소와 고환의 성장, 발육을 촉진시키며, 성장호르몬은 장골의 성장을 자극합니다. 남자의 경우 안드로겐(남성호르몬)이 2차 성징을 일으킵니다. 12~16세 사이의 성장급증 정도는 평균 10~30cm(4~12인치)입니다. 성장은 성발육기 동안에 빨라지며, 성적으로 성숙해지면 성호르몬이 골단을 닫는 데 작용하여 성장이 늦어집니다. 19~20세가 되면 대부분의 성장이 끝이 납니다.

성 성숙

성징은 그 출현 시기는 다르지만, 대개 다음과 같이 나타납니다. 성장 가능성은 청소년기 초기에 가장 잘 파악할 수 있습니다. 그러므로 발육의 단계를 아는 것은 그 아이의 키가 얼마까지 클 수 있는가를 추측하는 데 중요합니다. 손이나 손목의 X선 사진을 찍어서 골단의 폐쇄 정도를 보는 것도 도움이 됩니다.

남자는 만 12~15세 무렵이 급성장기입니다. 성장기의 시작점은 개인에 따라 다소 차이(1~2년 정도)가 있지만, 남자가 여자보다 2년 정도 늦습니다. 따라서 남자는 여자보다 소년 시기가 길어지고 성장호르몬이 분비되는 기간도 연장됩니다. 또한 사춘기의 키 성장 수치도 높아서 최종 신장이 여자보다 큽니다. 남자는 사춘기 전 소년 시절에 여자보다 5cm씩 2년을 더 자라고 사춘기에도 여자보다 3cm 가량을 더 자라 여자보다 약 13cm 정도 더 큽니다.

　여자의 성장은 1~2년 정도 차이는 있지만, 평균적으로 만 11세 반 경부터 유방이 발달하면서 급성장기(사춘기 스퍼트)에 접어듭니다. 그 후 12세 반 정도가 되면 초경을 시작하고, 이후에는 성장 속도가 급격히 줄어듭니다. 하지만 이 시기에 적절한 생활습관과 식습관을 유지하면 오랫동안 성장할 수도 있습니다. 여자는 남자보다 약 2년 정도 빨리 사춘기가 와서 최종적으로 남자보다 평균적으로 약 13cm 가량 작게 자랍니다. 사춘기가 늦어 초경이 늦은 아이들은 신장이 자라는 시간(2차 성장기)이 길기 때문에 처음에는 작은 듯 보이지만 결국 남들보다 키가 커집니다. 이런 경우를 가리켜 '늦되는 아이 - 늦뼈'라고 합니다.

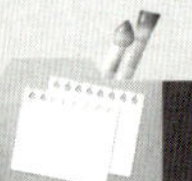

살이 키로 간다?

균형 잡힌 영양 섭취는 성장에 도움을 주지만, 지나친 고열량식이나 과식은 비만을 부르고 초경을 앞당긴다. 초경 시기가 빠르면 빠를수록 키가 크는 데 불리하다. 그 이유는 초경이 시작되는 동시에 성장판이 닫히기 시작하여 1~2년 후에 성장이 멈추기 때문이다. 지나친 체중 증가는 성장을 저해하는 요소로 작용하므로 성장기 비만이나 과체중을 주의해야 한다.

▶ 사춘기의 신체 및 심리 정서 변화

	남 자	여 자
신체 변화	생식기가 커진다.	엉덩이가 넓어진다.
	음모가 나타난다.	젖꼭지가 돌출된다.
	겨드랑이 털이 나며, 목소리가 낮아진다 (변성기).	음모가 난다.
	수염이 자란다.	겨드랑이 털이 난다.
	정충을 형성한다.	배란이 일어난다.
심리 변화	고환에 정액이 고여 있는 상태로 강한 성적, 육체적 접촉 욕구를 일으킨다.	접촉 욕구보다는 환상적이고 로맨틱한 연애 감정에 관심이 크다.
	정자를 배출할 때 쾌감이 따른다.	성 충동에 소극적이고 방어적이다.
	낯선 사람과의 성적 환상이 빈번하다.	월경을 할 때 성적 쾌감이 없다.
	성적 충동이 강하고, 적극적이고, 충동적이다.	수면 중 성적인 꿈을 거의 꾸지 않는다.
정서 변화	자신의 존재를 깨닫는다.	남의 평가에 매우 민감하다.
	자신만만하면서도 소심하다.	소심해 보호받기를 열망한다.
	자주성을 찾는다.	자신에 대해 이해하려 애쓴다.
	야심을 갖는다.	이성에 관심을 기울인다.
	변덕스럽다.	어른으로 대우받고 싶어한다.
	모험심이 없어진다.	반항심을 갖는다.
	감수성이 강해진다.	비밀을 간직해 두고 싶어한다.
	성적 욕구나 애정이 나타난다.	자유를 갈망하며, 외출이나 여행을 하고 싶어한다.

스무 살이 넘었는데 아직도 클 수 있을까?

성장이 멈췄는지의 여부는 성장판 검사를 통해 알 수 있다. 20대 초반 여성이면 대부분 성장이 멈추었을 가능성이 크다. 그러나 병원에서 성장판 X-ray 촬영 등의 정밀검사를 하여 성장판이 조금이라도 열려 있다면 자랄 가능성은 있다.

초경과 키의 관계는 어떻게 되나?

여자는 유방이 발달한 후 2년 뒤에 대개 초경을 시작한다. 이 시기에는 성장판이 닫힐 준비를 하므로 성장이 거의 이루어졌다고 보아야 한다. 성장 속도는 사춘기에 급속하다가 초경 후 2~3년 동안 반감하여 결국 멈추게 된다. 이것은 초경이 늦은 사람은 그만큼 키가 자랄 가능성이 크다는 의미다. 모델들이 평균적으로 초경이 2년 가량 늦다는 사실도 이것을 뒷받침하는 예이다.

쉽게 생각해 스무 살 이후에도 키가 초등학교 때와 별다른 차이가 없다면, 그 사람은 '빠른 초경 경험자'이다. 그러나 초등학교 때 초경을 시작한 이후에도 대학 때까지 성장하는 사람들이 있으므로, 너무 실망하지 말고 성장 요소들을 챙기도록 하자.

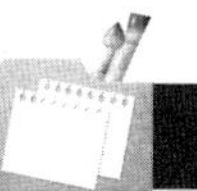

손발이 크면 키도 크다?

어느 정도 일리가 있는 말이다. 성장호르몬이 주로 작용하는 장소는 성장판이다. 성장판은 팔, 다리, 손가락, 무릎 관절 등 신체 말단 부위에 위치하고 있다. 따라서 손발이 길고 크다는 것은 그만큼 성장이 활발하게 이루어질 수 있는 가능성이 크다는 것을 말해준다. 성장기에는 다리나 팔 등의 골절상을 주의 깊게 치료하지 않으면 성장판이 손상되어 키가 잘 자라지 않을 수도 있으므로 특히 골절 부상에 주의해야 한다.

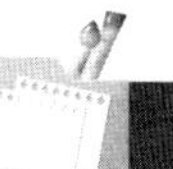

남자는 20세가 넘어서도 키가 큰다?

옛날에는 영양 상태가 좋지 않아 사춘기가 늦게 오고 성호르몬도 늦게 분비되었기 때문에 군대에 가서도 키가 크는 남자가 종종 있었다. 그러나 요즘은 성장 속도가 빨라지고 따라서 성장이 멈추는 시기도 앞당겨져서 대부분 남자는 고등학교 1학년, 여자는 중학교 2학년 무렵이면 성장판이 모두 닫힌다. 하지만 간혹 성장이 지연되는 사람은 20살이 넘어서 크기도 한다. 중요한 것은 실제 나이가 아닌 골연령이다.

성장기에 담배를 피우면 키가 안 큰다?

아직까지 흡연과 성장의 관계에 대해서는 뚜렷한 연구 결과가 나오지 않았다. 다만, 성장기의 흡연은 척추, 관절, 혈관 수축에 영향을 주기 때문에 장기적으로 볼 때 성인형 질환을 일으킬 가능성이 높다.

성장에 영향을 주는 요인은 크게 유전적인 요인과
환경적인 요인으로 나누어진다

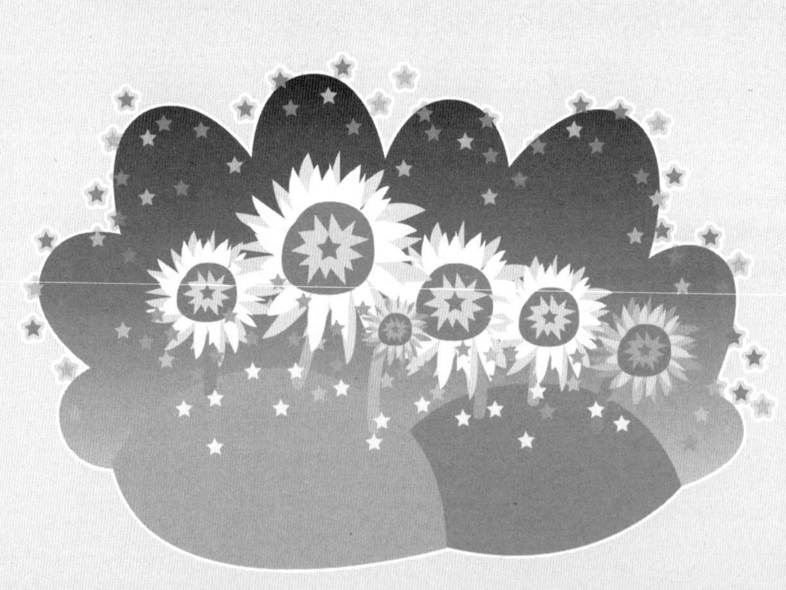

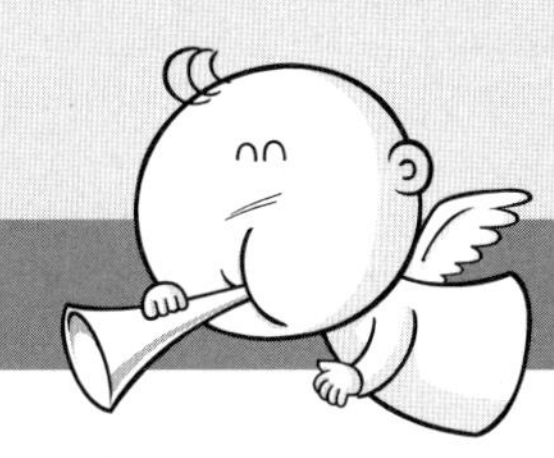

제 3 장

키 성장에 영향을 주는 요인

선천적인 요인 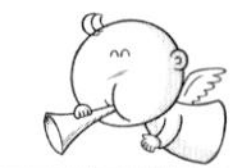

키 성장에 영향을 주는 선천적(유전적)인 요인에는 인종, 민족, 가계, 성별, 염색체 이상, 성장호르몬 결핍과 같은 선천적인 대사 이상 등을 들 수 있으며, 후천적인 요인으로는 영양, 운동, 수면, 질병, 스트레스, 계절적인 영향 등을 들 수 있다. 일반적으로 선천적인 유전 요인이 키 성장에 미치는 영향은 약 23% 정도이며, 후천적인 요인이 미치는 영향은 영양이 31%, 운동이 20%, 환경이 10%, 수면과 스트레스 등 기타 요인이 16% 정도이다.

키 성장에 관여하는 선천적인 요인 중에서 부모의 키는 자녀의 키에 영향을 주는 중요한 요소이다. 하지만 부모의 키만으로 자녀의 키가 결정되지는 않는다. 왜냐하면 앞에서 말했듯이 키 성장에 미치는 유전적인 요인은 20~30% 정도이며, 나머지 70~80% 정도는 후천적인 요인이라 할 수 있는 환경의 영향을 받기 때문이다. 일란성 쌍둥이의 키가

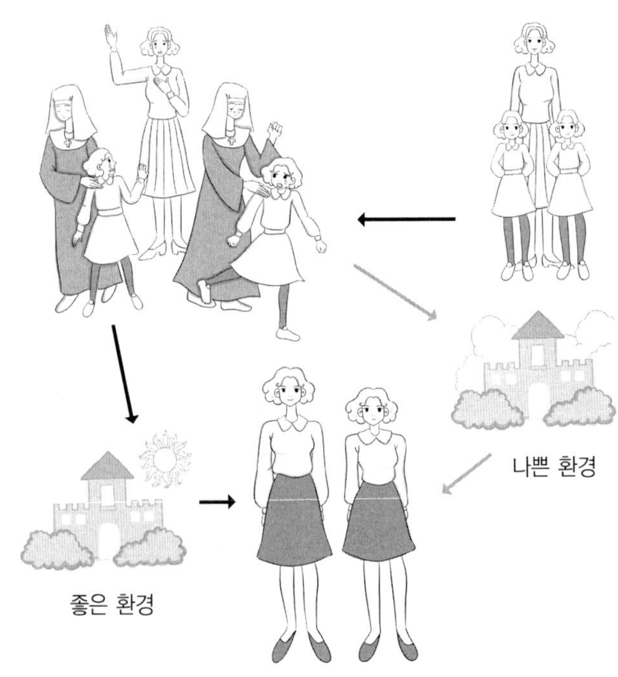

▶ 일란성 쌍둥이의 환경에 따른 키 변화

똑같지 않다는 것이 그 증거라고 할 수 있다. 유전학적으로 보면 큰 키가 우성이지만 부모의 유전인자가 순종인지 잡종인지에 따라서 형제간에도 신장은 차이가 있다. 따라서 부모의 키가 작더라도, 성인이 되었을 때의 신장은 노력에 따라 많은 차이가 생길 수 있다는 것을 유념해야 한다. 일반적으로 많이 사용하는 미래의 키 예측법도 유전적인 영향만을 고려한 계산법이며, 자식이 부모의 유전인자를 50%씩 받았다는 것을 전제 조건으로 하고 있으므로 절대적인 것은 아니라는 것을 기억해야 한다.

후천적인 요인 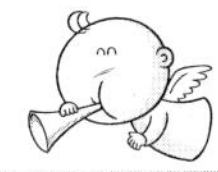

영양

우리 몸의 성장과 발육 속도는 성장호르몬의 분비를 촉진하는 영양 섭취에 직접적인 영향을 받는다. 그러므로 영양은 성장에 영향을 주는 후천적인 요인 중 가장 커다란 비중을 차지한다. 성장에 가장 좋은 식생활이란 5가지 영양소인 단백질, 탄수화물, 지방, 비타민, 무기질을 골고루 섭취하는 것을 말한다. 그 중에서도 몸의 구성 요소가 되는 단백질과 칼슘과 인 그리고 비타민이 많이 들어있는 음식이 성장에 도움이 되지만, 무엇보다 모든 음식을 골고루 매일 섭취하는 것이 키 성장에 가장 큰 도움이 된다.

운동

적당한 운동은 성장판을 자극하고 성장호르몬의 분비를 촉진시키므로 키 성장에 도움을 준다. 운동 후 30분이 지나면 성장호르몬 분비량이 하루 중 최대가 된다. 그러나 무리한 운동은 몸에 무리를 주므로 자신의 운동 능력 가운데 70%를 사용하는 강도로 30~40분 이상 지속하는 것이 좋다.

운동 중에서도 축구, 수영, 배구, 농구, 테니스 등은 키를 자라게 하는 데 효과적이다. 그러나 이런 운동은 특별한 시설이나 상대가 필요하여 매일 규칙적으로 하기 어려우므로, 별다른 도구나 시간이 제약이 없는 체조나 줄넘기를 추천한다.

수면

키 성장에 반드시 필요한 성장호르몬은 사람이 자는 동안에 가장 많이 분비된다. 그렇다고 잠을 자는 모든 시간에 분비되는 것은 아니고 밤 10시부터 새벽 2시 사이에 가장 많이 분비된다. 잠이 든 지 2시간 후에 가장 많은 성장호르몬이 분비되며, 3시간 간격으로 파동성 분비를 한다. 그러므로 가능한 한 10시 이전에 잠자리에 들고, 숙면을 해야 성장호르몬의 분비가 활발해진다.

스트레스

스트레스도 성장호르몬 분비에 영향을 끼친다. 왜냐하면 스트레스는 중추신경계에 영향을 주는데, 중추신경계는 '성장호르몬 방출 호르몬'과 '성장호르몬 억제 호르몬'을 분비하는 시상하부에 영향을 미치기 때문이다. 여러 연구에서도 스트레스가 지나치면 성장호르몬 분비가 적어지는 것으로 나타났다. 심리적인 위축은 몸을 이루는 조직을 위축시키므로 아이의 성장을 더디게 할 수밖에 없다. 가정 불화나 부모의 애정 부족, 지나친 억압은 아이의 정서 발달뿐 아니라 성장 발달에도 나쁜 영향을 미친다. 그러므로 아이에게 밝은 분위기로 항상 긍정적이고 편안한 마음을 가질 수 있도록 해야 한다.

그 밖에 영향을 주는 요인들

성장에 치명적인 질환

성장호르몬의 분비에 장애를 일으키는 갑상선 기능 저하증이나 뇌하수체 기능 저하처럼 호르몬 불균형으로 생기는 질병, 그리고 성장판 부위의 골절, 근골격계 질환들은 키 성장에 치명적인 영향을 준다.

만성적인 질환

아토피성 피부염과 같은 알레르기성 질환, 결핵, 축농증, 만성 감기, 만성 신장염, 만성 비염, 흡수 장애, 혈액 순환 장애, 선천적인 심장병, 당뇨 등은 신체 성장을 지연시켜 성장 장애를 일으킨다. 또한 식사량이 적거나 편식을 하고, 변비나 잦은 설사 등이 있으면 정상적인 성장을 기대하기 힘들다. 이럴 때는 건강 상태를 파악해서 충분한 영양을 흡수해야 성장을 기대할 수 있다. 이 외에도 무력감, 만성 피로 같은 정신적인 문제도 적절한 치료를 해야 정상적인 키 성장이 가능하다.

비만

우리나라도 비만 인구가 늘면서 소아 비만이 급증하는 추세를 보이고 있다. 소아 비만은 성인병의 원인이 되는 것은 물론이고, 사춘기를 앞당긴다. 또한 불필요한 지방 대사에 성장호르몬을 소모하여 성장을 방해하는 결과를 나을 수 있다. 그러므로 키 성장을 위해서도 적정한 체중을 유지하도록 해야 한다.

사춘기는 어떻게 시작되는가

사춘기는 소아에서 성인으로 옮겨가는 시기로, 신체 변화가 생기고 성장 속도가 증가하고 생식 능력이 갖추어지며 심리적으로도 많은 변화가 일어난다.

사춘기는 뇌에 있는 시상하부, 뇌하수체 및 성선(고환 및 난소)이 발달하여야만 시작된다. 뇌의 시상하부에서 성선자극호르몬을 방출하는 호르몬을 합성하여 분비가 증가되어 뇌하수체를 자극하면, 뇌하수체는 황체형성호르몬과 난포자극호르몬을 합성하여 분비하기 시작한다. 그러면 황체형성호르몬과 난포자극호르몬이 고환이나 난소를 자극해 성호르몬을 합성하여 분비한다. 여아는 유방과 음모의 발달 정도로, 남아는 고환과 음경 및 음모의 발달 그리고 변성기 정도로 사춘기의 시작과 진행을 알 수 있다. 일반적으로 여아는 유방이 발달하면서, 남아는 고환이 커지면서 사춘기가 시작된다.

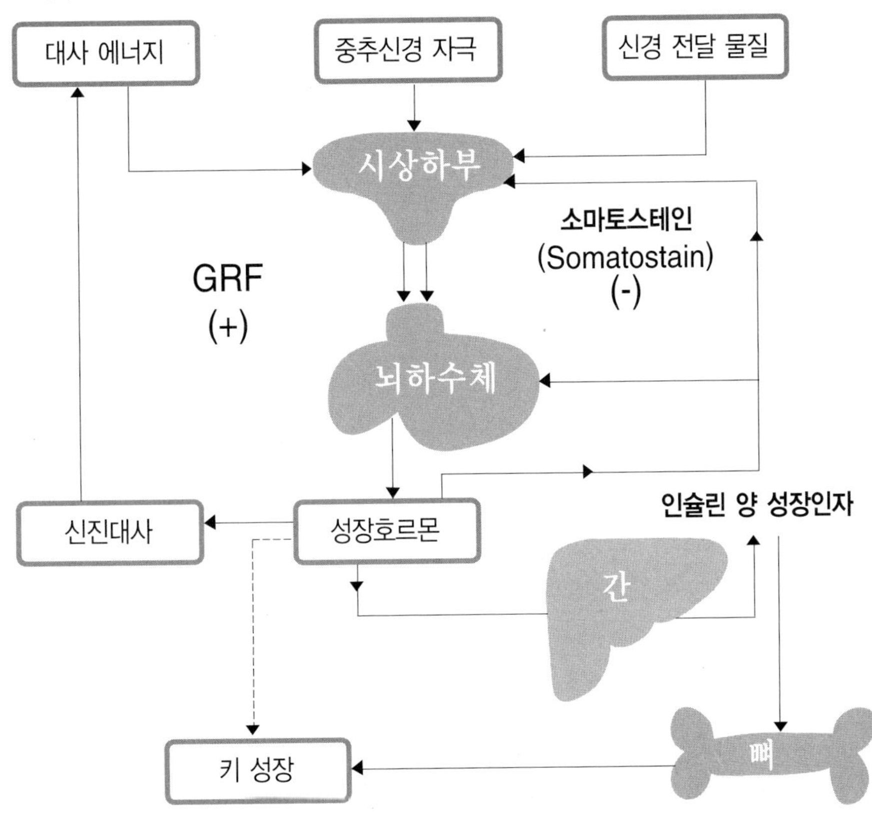

성조숙증이란

사춘기는 남자는 13~14세, 여자는 10~11세에 나타나며, 남자는 평균 18세, 여자는 평균 15세에 성적 성숙도가 성인 수준에 도달해 성장을 멈춘다. 성조숙증이란 사춘기 현상이 여자는 8세 미만에, 남자는 9세 미만에 발생하는 것을 말한다. 즉, 여아가 만 8세 이전에 유방이 발달하거나, 남아가 만 9세 이전에 고환이 커지면 성조숙증이라고 한다.

성조숙증은 왜 일어나는가

여자는 특별한 이유 없이(특발성) 성조숙증이 오는 경우가 대부분이며 남자는 뇌종양이 20% 정도 원인으로 관찰된다. 과거에 뇌에 방사선 치료를 받았거나 감염 혹은 손상 등을 입은 경우에도 생길 수 있다. 이와 달리 뇌가 성숙하는 과정 없이 난소, 고환, 부신 등에 종양이 나타난 경우는 가성 성조숙증이라고 한다.

사춘기가 일찍 오면 키에 어떤 영향을 미치는가

골화가 빨리 진행되며 또래보다 성장판이 일찍 닫히게 된다. 그러면 다른 아이들에 비해 성장 기간이 짧아져 어른이 되면 키가 작을 수밖에 없다. 또한 남들보다 신체가 빨리 발달해서 부끄러움을 많이 타거나 수영장에서 옷을 벗으려고 하지 않는 등 정신적인 문제가 발생할 수 있다.

사춘기의 신장 변화

여자는 사춘기 초기에, 남자는 사춘기 중반 이후에 최고의 성장 속도를 보인다. 그러나 곧 성장판이 닫히고 성장 속도가 감소되어 성인의 키에 도달한다. 이는 성호르몬이 직접 성장판에 작용하여 성장을 촉진시키는 역할도 하지만, 이내 성장판을 닫히게 하는 작용도 동시에 하기 때문이다.

Q 가정 불화가 정말 성조숙을 부릅니까?

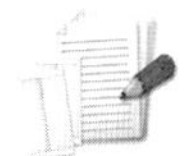

A   부부가 다투는 횟수가 잦고 기간이 길어지면 아이들의 정서는 불안하게 되고 성장호르몬의 분비 역시 줄어듭니다. 부모가 싸우는 모습을 본 아이들은 신변의 위험을 느껴 본능적으로 빨리 어른이 되려고 합니다. 어른이 일찍 되면 될수록 키는 자라지 않습니다. 성장호르몬 연구의 1인자인 시즈메 가즈오 박사도 '부부 싸움을 하면 아이가 잘 자랄 수 없다.'고 말하였습니다.

가정 불화와 초경 연령

사춘기의 늦고 빠름은 환경에 영향을 받습니다.

벨스키 등의 설

부모가 이혼을 하면 초경 시작이 평균 6개월 정도 빠릅니다.
부모가 화목하지 못해도 역시 초경이 빠릅니다.

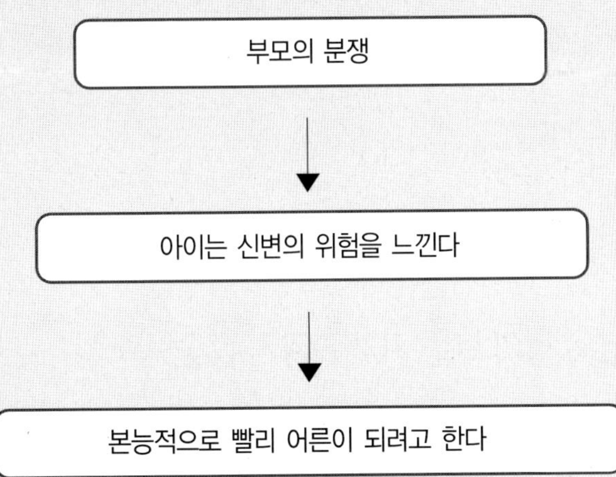

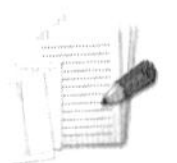

Q 자위 행위는 성장에 무슨 영향을 미칩니까?

A 자위 행위를 해도 되느냐는 물음은 성인이 되기 전에 술, 담배를 해도 되느냐라는 질문을 하는 것과 같습니다. 기본적인 답은 '안 된다'입니다. 자위 행위를 하려는 충동은 성호르몬의 작용에 의한 것입니다. 자위 행위를 빈번하게 하면 성호르몬 분비가 왕성해집니다. 그러면 성장판의 골화가 빨라집니다.

몇 년 전 집 앞 마당에 해바라기를 심은 적이 있습니다. 씨앗 하나가 잘못되어 작은 화분에 떨어졌었는지 그 해바라기는 화분에서 자랐습니다. 물도 잘 안 주고 해도 못 봐서인지 다른 해바라기보다 작았지만 성급하게 꽃을 피웠습니다. 반면, 화단에 심어 놓은 꽃들은 굵고 튼튼하게 자라 더 큰 꽃을 피웠습니다. 자위 행위를 하는 것은 해바라기를 화분에 심는 것과 같습니다. 자주 자위 행위를 하면 성장 에너지가 떨어집니다. 그러므로 성 충동을 느낄 만한 상황을 피하고 사춘기의 넘쳐나는 에너지를 운동이나 학업 등 건전한 방법으로 승화시켜야 합니다.

한의학에서는 방종된 욕망으로 과도한 성 행위를 하면 정기(精氣)가 소모되고 손상된다고 즉 방로상(房勞傷)이 나타난다고 하였습니다. 한의학의 고전인 〈황제내경 소문 상고천진론〉에서는 '술에 취한 채 성 행위를 하면 그 욕정으로 정기가 고갈되고 진기(眞氣)가 흩어지게 됩니다. 만족을 모르고 성적인 쾌락에 몰두하여 정욕을 해소하려는 성 생활은 노쇠를 앞당긴다.'고 기록하고 있습니다. 사춘기는 성 행위보다 성장에 집중할 때임을 알고 자위 행위를 자제하는 노력이 필요합니다.

Q 겨드랑이 털이 나면 키가 자라지 않습니까?

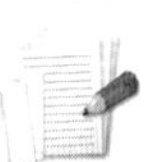

A 체모가 나는 것은 제2차 성징(사춘기)의 징후 중 하나로, 남자는 2차 성징을 촉진하는 남성호르몬인 엔드로겐의 작용으로 나타납니다. 남성호르몬이 고환에서 분비되

면 다음과 같은 신체 변화를 일으킵니다.

❶ 전립선과 정낭선 등이 발육되고 겨드랑이 털과 성기의 체모가 자랍니다.
❷ 성대의 연골이 성장되어 목소리가 굵어집니다.
❸ 정자 형성을 촉진시켜 몽정을 합니다.
❹ 사춘기의 급성장기가 되어 키가 급속도로 자랍니다.

위와 같은 사춘기 징후는 제2차 급성장기의 시작을 알리는 것으로 2~3년간 지속됩니다. 그러다 점차 제2차 완만성장기에 접어들면 5~6년 동안 성장 속도가 줄어들다가 완전히 멈추게 됩니다. 이로 보건대, 체모가 난다고 해서 키가 더 이상 자라지 않는 것은 아닙니다. 다만, 개인차가 있어서 성장 속도가 눈에 띄게 떨어지는 사람이 있습니다. 그러나 노력 여하에 따라 더 자랄 가능성은 충분합니다. 무엇보다 중요한 것은 자신의 의지이기 때문입니다. 강한 의지로 운동을 하며 식생활 등의 생활습관을 개선하면 키 성장은 얼마든지 가능합니다.

Q 조숙한 아이는 성장도 빨리 멈춘다고 하는데 사실입니까?

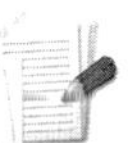

A 일반적으로 부모들은 아이들의 조숙을 기뻐하는 경향이 있습니다. 하지만 아이가 빨리 성장한다는 것은 그만큼 키 성장을 빨리 멈춘다는 것을 의미합니다. 사춘기 전의 2차 성장기가 단축되면 그 기간 동안 할 성장이 이루어지지 않습니다. 여아가 초경을 시작하면 키 성장이 둔화되어 2년 후 최종 신장의 98%가 됩니다.

남아 역시 변성기가 시작되면 성장 속도가 둔화됩니다. 사춘기가 시작되면 성장이 급속도로 진행되지만, 이 사춘기 급성장(사춘기 스퍼트)은 신장 증가의 라스트스퍼트(last spurt : 달리기나 수영 경기 따위에서 코스의 마지막 5분의 1정도 지점에서부터 전속력을 다하는 일)를 의미하는 것이므로 이제 곧 성장이 멈출 것을 뜻합니다. 그러므로 사춘기 스퍼트를 맞이하기 전까지 키가 얼마나 자랐는지 파악하고 사춘기 스퍼트를 얼마나 잘 관리해서 라스트스퍼트를 극대화하느냐에 따라 최종 신장이 좌우됩니다.

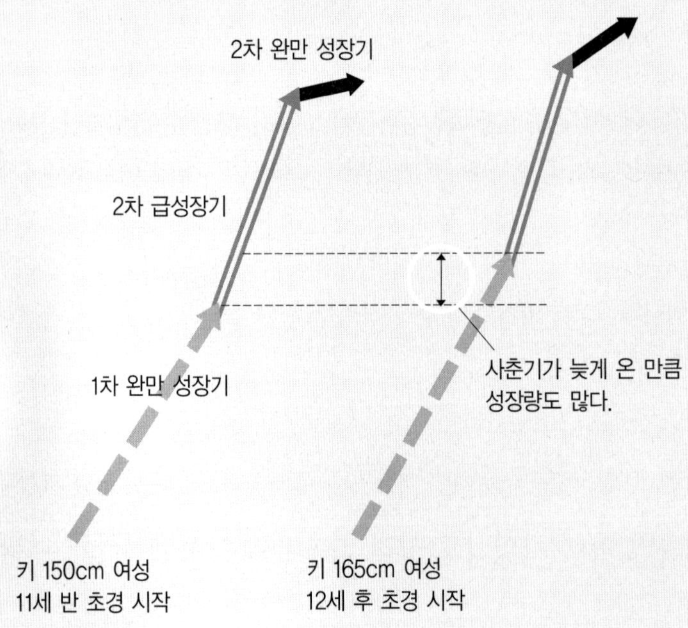

위 그림은 신장별 초경 연령을 나타낸 것입니다. 위 그림에 의하면 신장이 150cm 이하의 여아는 11세 반에 초경을 시작했지만, 신장이 165cm 이상인 여아는 12세가 넘어 초경을 시작했습니다. 이처럼 사춘기가 늦게 시작되어야 신장이 그만큼 많이 자랍니다. 사춘기가 일찍 오는 것은 그만큼 일찍 성장판이 닫힌다는 것을 의미하므로 결코 반가운 일이 아닙니다.

Q 비만과 성장은 무슨 관계가 있습니까?

A 초등학교 때 키가 컸던 아이가 시간이 지나면서 또래 아이들보다 더 작은 것을 볼 수 있습니다. 이는 그 아이가 비만이었을 경우에 더 쉽게 볼 수 있습니다. 비만은 성장을 방해합니다.

다음은 비만 아동의 신장 변화입니다.

초등학교 저학년

초등학교 이전부터 비만인 아이는 키 역시 큰 편에 속합니다.

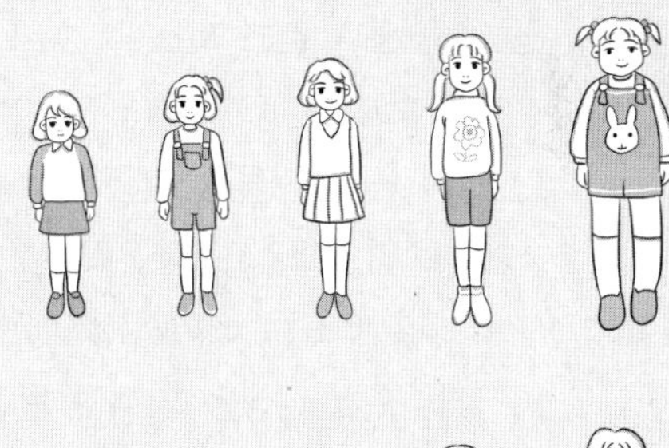

초등학교 고학년

비만 아동은 과도한 체지방으로 여성호르몬인 에스트로겐이 일찍 분비되어 또래보다 초경을 빨리 시작합니다. 따라서 키 성장이 둔화됩니다.

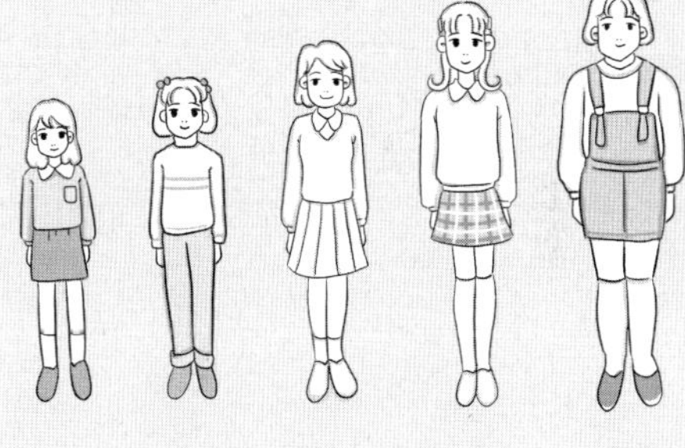

중학교 3학년

중학교에 진학하면 키 성장이 급속도로 둔화되어 다른 또래들에 비해 작은 키가 됩니다.

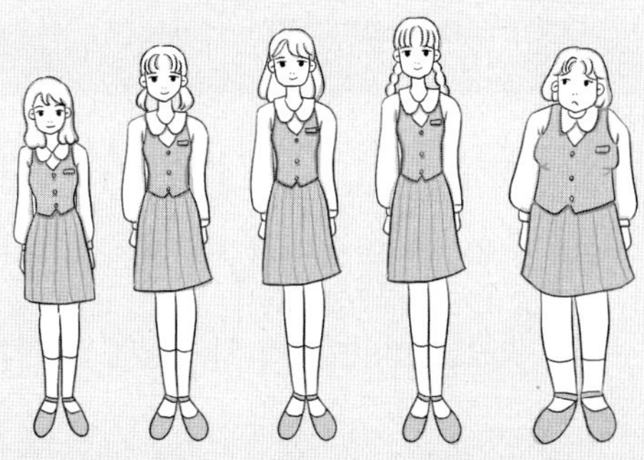

굽이 높은 신발은 성장에도 영향을 미친다?

길을 걷다 보면 걸음걸이가 남다른 사람들이 있다. 그들은 좁은 폭으로 튕겨 걷는다거나 무릎이 과장되게 접힌 채로 걷는 등 부자연스러운 걸음걸이를 하곤 한다. 이것은 자신에게 맞지 않는 신발을 신었을 때 나오는 현상이다.

굽이 높은 신을 신으면 발이 무리한 체중을 견디지 못해 조금만 걸어도 금방 피곤해지고, 다리와 발 모양이 변하게 된다. 또한 통굽을 신으면 발이 바깥쪽으로 휘어서 O자나 X자형 다리가 될 수 있다. 게다가 척추에 무리를 주어 성장에 방해가 된다. 가급적 통굽 신발은 피하고, 자신의 발보다 1~2cm 정도 넉넉하고 발바닥의 움푹 패인 부분을 받쳐줄 수 있는 신발을 신는 것이 키 성장에 도움이 된다.

키에 관한 오해와 편견 속설 베스트

바닥보다 의자에 앉는 것이 더 키가 큰다?

무릎을 꿇고 앉는 자세나 책상다리 자세는 다리 혈관을 압박해 혈액순환을 방해하기 때문에 다리 발육에 지장을 준다. 따라서 가능한 한 바닥보다는 바른 자세로 의자에 앉는 습관을 들이는 것이 키 성장에 바람직하다.

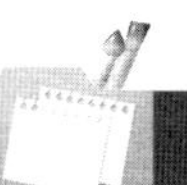

아토피 피부염이 있는 아이는 키가 잘 안 큰다?

아토피 피부염이 있는 아이는 성장에 쏟아야 할 기운을 질병에 소모하게 되고, 가려움 때문에 밤에 제대로 잠을 이루지 못하므로 키 크는 데 치명적인 영향을 받는다.

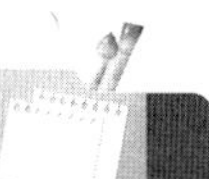

밀가루 음식을 많이 먹으면 키가 큰다?

밀가루는 쌀의 2배에 해당하는 단백질과 비타민 E, 지질, 칼슘, 철분 등이 골고루 들어 있기 때문에 성장에 큰 도움이 된다. 그러나 흔히 시중에 판매되는 정제된 밀가루는 이런 영양소와 식이섬유 등이 파괴되었기 때문에 오히려 소화 장애나 비만, 변비 등을 일으키기 쉽다. 건강한 성장을 위해서라면 정제되지 않는 통밀가루나 호밀가루를 선택하는 것이 좋다.

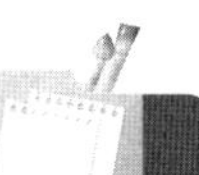

다리 뼈 수술(일리자로프 수술)로 키를 키울 수 있다?

다리 뼈 수술은 원래 키를 키우는 수술이 아니라 사고로 기형이 됐거나 선천적으로 불구인 다리를 교정하기 위해 하는 힘든 치료 방법이다. 이러한 치료법을 응용해서 키를 키우는 데 적용하기도 하는데, 아무래도 수술이다 보니 많은 부작용을 낳고 있다. 그리고 수술 후에도 약 6개월 정도 안정을 해야 할 만큼 많은 시간적 고통이 따른다. 이 수술은 키를 키우는 것은 사실이지만 권할 만한 것은 못 된다.

키 성장에 영향을 주는 환경 요인 중
가장 중요한 것은 식습관이다

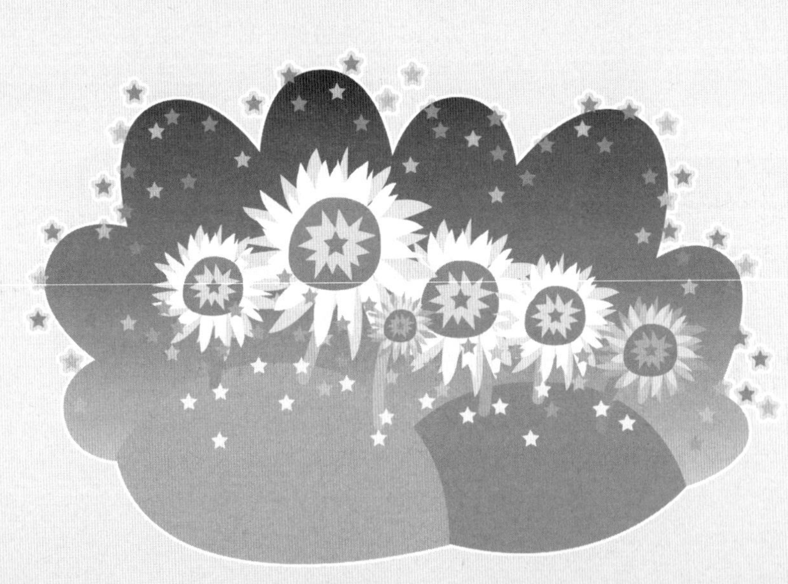

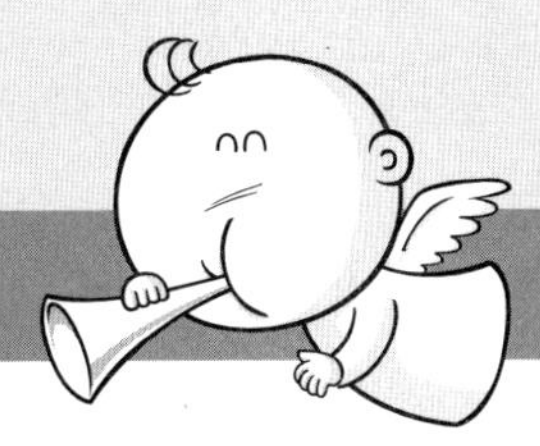

제 4 장

키, 잘 먹어야 잘 자란다

먹는 만큼 자란다 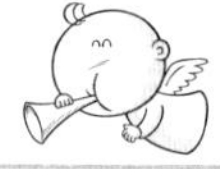

　키 성장에 영향을 주는 환경 요인 중 가장 중요한 것은 영양 섭취를 결정하는 식습관이다. 성장기에 섭취하는 음식물은 건물을 지을 때 사용하는 시멘트나 철근, 목재 등의 건축 재료에 비유할 수 있다. 어떤 음식을 먹느냐는 키 성장에 절대적인 영향을 미치는데, 가장 좋은 식습관은 5가지 영양소인 단백질, 탄수화물, 지방, 비타민, 무기질을 골고루 섭취하는 것이다. 그 중에서도 몸의 구성 요소인 단백질과 칼슘과 인 그리고 비타민이 많이 들어있는 식품을 충분히 섭취하는 것이 성장에 도움이 된다.

▶ 3대 영양소의 작용

영양소	탄수화물	지방	단백질
부산물	포도당	지방산과 글리세린	아미노산
기능	에너지원 (g당 4kcal)	에너지원(g당 9kcal), 피하지방 생성, 체온 조절, 장기 보존	에너지원(g당 4kcal), 근육, 혈액, 내장 등 체조직 구성
특징	대뇌를 움직이게 하는 에너지원	효과적인 에너지원	탄수화물과 지방이 부족할 때 에너지원으로 이용됨

키를 크게 하는 식습관

다양한 음식을 골고루 섭취한다

일반적으로 키 성장을 위해서는 단백질과 칼슘 섭취가 중요하다고 생각하지만, 다른 영양소가 결핍되면 단백질과 칼슘도 키 성장에 사용될 수 없다. 우리 몸에 필요한 영양소는 개별적으로 맡고 있는 일이 있어서 그 중 어느 하나라도 부족하면 제 기능을 발휘하지 못한다. 따라서 모든 영양소를 골고루 먹는 노력이 필요하다.

세 끼를 제 때 먹는다

많은 학생들이 아침 식사를 거르고 밤늦게 음식을 먹는 경우가 빈번하다. 하지만 아침 식사를 거르면 영양 불균형이 일어나 각종 비타민이나 무기질이 부족하기 쉽다. 또한 밤늦은 시간에 식사를 하면 소화도 되기 전에 잠자리에 들어 비만이 되기 쉽다. 식사는 제 때 하는 것이 성장에 도움이 된다.

단백질을 충분히 섭취한다

단백질은 새로운 조직 발달을 돕고 동시에 낡은 조직을 대치해 성장과 건강을 유지하도록 해준다. 그러므로 단백질이 부족할 경우 체조직 손실과 함께 성장부진과 체력 약화를 일으킨다. 단백질은 일상생활에서 부족해지기 쉬운 영양소이므로 여러 식품을 골고루 먹어 하루에 필요한 양을 섭취하는 것이 좋다.

칼슘이 풍부한 식품을 섭취한다

단백질과 더불어 칼슘은 성장기에 반드시 필요한 영양소이다. 요즘은 칼슘을 보충하기 위해 칼슘제를 섭취하기도 하지만, 음식으로 섭취하는 것이 좋다. 왜냐하면 칼슘제는 흡수율이 낮기 때문이다.

우유를 충분히 마신다

우유는 칼슘과 리보플라빈 함량이 높은 식품 중 하나이다. 두 영양소는 우리나라 식단으로는 부족한 경우가 많은데, 우유 한 컵(200ml)에는 칼슘 210mg, 리보플라빈 0.28mg이 함유되어 있으므로 매일 우유 한 컵을 마시는 것이 좋다.

또한 우유에는 필수 아미노산 함량이 높아 섭취하는 단백질의 질을 높일 수 있다. 하지만 우유는 철분뿐 아니라 비타민 D, 비타민 C, 비타민 B_1 등의 함량이 낮으므로 이들 영양소는 다른 식품으로 공급해야 한다. 체질적으로 우유가 소화되지 않는다면 칼슘이 들어간 두유나 치즈, 요구르트 등의 유제품으로 우유를 대신 할 수 있다.

당분이 많은 음식이나 탄산음료는 섭취를 줄인다

요즘 많은 청소년들이 어릴 때부터 콜라 등의 탄산음료를 마시며 자란다. 탄산음료에 녹아있는 인산은 키 성장에 중요한 칼슘과 결합해서 소변으로 배출된다. 그러므로 탄산음료는 사람의 뼈를 약하게 만들고 키 성장에 방해가 된다.

사탕, 초콜릿 등 당분이 많은 음식을 자주 먹으면 설탕의 과다 섭취로 영양의 불균형을 초래한다. 아울러 치아도 약하게 되고 충치의 원인이 되므로 가급적 자제하는 노력이 필요하다.

인스턴트 식품과 패스트푸드는 가급적 피한다

패스트푸드는 과다한 지방을 함유하고 있어 불필요한 피하지방을 축적하는 역할을 한다. 피하지방은 비만의 원인이 될 뿐 아니라 여성 호르몬의 분비를 촉진시켜 성장호르몬의 분비를 막음으로써 키 성장을 방해한다. 인스턴트 식품과 패스트푸드는 영양이 불균형할 뿐 아니라, 인이 필요 이상으로 함유되어 있어 뼈를 구성하는 칼슘을 몸 밖으로 배출시켜 성장을 방해하므로 섭취량을 줄이는 것이 바람직하다.

카페인 섭취를 자제한다

카페인은 커피나 홍차를 비롯해 청소년늘이 자주 마시는 콜나에도 함유되어 있다. 중추신경을 자극하며, 혈압을 상승시키고, 철분과 칼슘의 흡수를 방해하며, 불면증을 유발하기도 하는 등 성장에 도움이 되지 않으므로 자제해야 한다.

술과 담배를 멀리 한다

술은 1ml당 7kcal로 열량이 높아서 많이 마시면 살이 찌는 원인이 된다. 또한 비타민 B군, 마그네슘, 아연 등과 같은 비타민과 무기질을 배설시켜 성장을 저해할 수 있다. 한편, 청소년이 담배를 피우면 골격 형성에 지장이 생겨 뼈가 제대로 성숙하기 어렵다. 담배는 뇌 세포에 치명적인 자극을 주어 기억력을 감소시키고 뇌 세포를 파괴한다. 흡연은 폐를 상하게 하는 것은 물론, 심장병과 말초혈관계의 질병을 유발하므로 반드시 삼가야 한다.

성장을 위한 연령별 식생활 지침 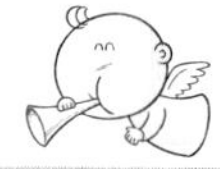

초등학생

- 한창 성장하는 시기이므로 모든 영양소를 골고루 공급하도록 한다.

- 단백질이 풍부하게 함유된 식품을 섭취하도록 한다. 특히 질적으로 좋은 식품을 선택하는 것이 중요하다. 필수아미노산은 신체 조직을 형성하므로 성장기 어린이는 꼭 섭취하도록 하는 것이 좋다.

- 비타민, 미네랄 역시 중점을 두어 섭취하도록 한다. 만 6세 이전에 충분한 비타민을 섭취하는 것은 두뇌 발달에 결정적인 작용을 한다. 그러므로 두뇌 발달에 필요한 단백질, 비타민(특히 비타민 B_6)을 충분히 섭취하도록 한다.

- 뼈와 이를 구성하는 칼슘과 철은 성장에 필수적인 영양소이므로 매일 섭취한다.

- 하루에 필요한 에너지의 10~15% 정도는 간식으로 섭취하도록 한다. 소화기계가 덜 발달된 어린이는 1일 3회 식사가 무리가 될 수 있다. 그러므로 1회 정도는 간식으로 식사를 대신 하도록 한다.

● 아이가 우유나 스프를 많이 먹으면 변비가 올 수 있다. 그러므로 야채나 과일을 먹어 배변을 쉽게 하도록 한다.

▶ 초등학생을 위한 권장 음식

필수 아미노산 함유 식품	고기, 생선, 계란, 우유 등의 동물성 단백질, 그리고 두부, 콩 등의 식물성 단백질
비타민 A, B, C, 미네랄 함유 식품	참치, 마가린, 치즈, 시금치와 같은 녹황색 채소, 사과, 귤, 양배추, 육류, 현미
칼슘 함유 식품	멸치, 우유, 해조류
비타민 B_6 함유 식품	육류, 우유, 계란, 식물성 식품(콩, 과일, 일반 곡류 등), 어류(참치, 송어, 청어, 연어 등), 빵, 옥수수, 햄, 견과류(땅콩, 호두 등)
키 성장에 도움을 주는 식품류	육류(소고기, 닭고기, 돼지고기), 우유 및 유제품, 난류(계란), 어패류(명태, 멸치, 참치, 물오징어, 고등어, 꽁치)

중 · 고등학생

● 각 영양소의 충분한 공급에 각별한 신경을 쓴다.

중 · 고등학생 시절에는 신장을 포함한 모든 부분의 성장이 급격히 이루어져서 이 기간 동안 성인 키의 15%, 체중의 50%, 골격과 무기질이 전체 함량의 40%가 늘어난다. 그러므로 충분한 에너지와 단백질 공급이 필요하다. 뼈가 성장하도록 칼슘 섭취를 늘여야 하며, 성장에 따른 적혈구가 증가하므로 철분을 충분히 섭취해야 한다.

● 충분한 양의 철분과 엽산을 섭취하도록 한다.

철분은 청소년기의 키와 체중의 급속한 증가에 따라 요구량이 늘어난다. 특히 여자는 월경으로 인한 철 손실을 위해서도 권장량이 늘어난다. 이 시기에는 아미노산과 핵산 합성에 필수적인 역할을 하는 엽산도 필요하다. 엽산이 부족하면 빈혈을 일으키고 혈구에 이상을 초래할 수도 있으므로 주의한다.

● 무리한 다이어트를 하지 않도록 한다.

이 시기는 키 성장과 더불어 몸무게도 급증하는 시기이므로 체중이 청소년들의 고민이 되기도 한다. 하지만 무리한 다이어트는 성장을 둔화할 뿐만 아니라 심할 경우 음식을 거부하는 거식증에 걸릴 수 있으므로 주의해야 한다.

● 갑상선 호르몬의 기능을 높이는 데 필요한 요오드 함유 식품(미역 등의 해조류)을 충분히 공급하도록 한다.

● 성장호르몬과 관련이 있는 비타민 B_2, C, D, 그리고 칼슘 등을 충분히 섭취하도록 한다.

● 성호르몬과 관련이 있는 비타민 B_1, E, F 등을 섭취하도록 한다.

필수 아미노산 다량 함유 식품	콩, 두부, 땅콩, 강낭콩, 소고기, 치즈 등
비타민 B₁ 함유 식품	육류, 현미 등
비타민 B₂ 함유 식품	우유, 치즈, 계란, 현미, 푸른 잎채소, 육류 등
비타민 C 함유 식품	풋고추, 고춧잎, 피망, 양배추, 시금치 등의 야채, 키위, 오렌지, 딸기, 토마토 등
비타민 E 함유 식품	식물성 기름, 양배추, 감자, 채소, 견과류, 현미, 토마토, 감귤류 등
철분 다량 함유 식품	소고기, 소간, 검정콩, 두부, 들깨, 보리, 쑥, 미나리, 시금치, 다시마 등
엽산 다량 함유 식품	간, 엽채류, 두류, 이스트, 과일류, 시금치, 아스파라거스, 소고기 간, 파슬리, 브로콜리, 상치, 땅콩 등
키 성장에 도움을 주는 식품류	육류(소고기, 닭고기, 돼지고기), 우유 및 유제품, 난류(계란), 어류(명태, 멸치, 참치, 물오징어, 고등어, 꽁치)

성장에 좋은 식품 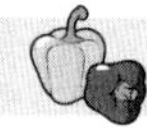

키 성장을 위해서는 근육, 뼈, 혈액 등을 만드는 단백질과 칼슘군을 충분히 섭취하고, 무기질 및 비타민도 골고루 공급해야 한다. 그러므로 어느 특정한 식품보다 모든 음식을 골고루 먹는 것이 좋다. 그 가운데에서도 키 성장에 특별히 좋은 식품을 아래와 같이 소개한다.

동태(명태)

명태에는 단백질 20%, 지방 1%가 함유되어 있어 다른 생선보다 단백하다. 또한 간을 보호하는 메티오닌과 같은 아미노산이 많이 함유되어 있다.

동태는 명태를 얼린 것을 말하는데, 단백질이 풍부하며 라이신이나 트립토판 같은 필수아미노산이 많고 지방이 적어 맛이 단백하고 깔끔하다.

북어는 명태를 자연 상태나 열풍 건조기로 말린 것을 말하며, 건조 시기나 건조 지역에 따라 황태와 명태로 나눈다.

생태를 말리면 단백질이 세 배 이상 많아지고 칼슘, 인, 칼륨과 같은 무기질은 두 배 정도 늘어난다.

굴

'바다의 우유', '바다의 의약품'이라고 불리는 생굴 100g에는 성인이 하루에 필요로 하는 동물성 단백질의 반이 들어 있고, 그 외에도 칼슘이나 철분, 요오드 같은 무기질이 풍부하다. 또한 지용성 비타민과 수용성 비타민도 비교적 많고, 다른 식품에서 얻기 힘든 비타민 B_{12}도 풍부한 편이다. 굴에 포함된 단백질은 알라닌, 글리신, 글루타민산, 타우린, 시스틴 등의 아미노산이 균형 있게 조성되어 영양의 균형과 더불어 신진대사를 활발하게 해준다.

청어

청어는 맛이 독특해 구이, 백숙, 전, 죽, 찜 등 다양한 요리법으로 조리를 해서 먹는다. 단백질이 17.4% 들어있는데 그 중에서도 필수아미노산이 다량으로 함유되어 있어 질이 우수하다. 뿐만 아니라 지방이 12.6% 들어 있어 기름진 편이다. 청어 알은 영양가가 풍부하고 맛이 좋다.

홍합

살색이 붉다고 해서 이름 붙여진 홍합에는 철분과 칼슘이 많으며, 각종 유리아미노산이 풍부해 감칠맛을 내는 데 적합하다. 남해 지방에서는 젓국으로 만들어서 조미료로 쓰기도 한다.

호두

호두, 밤, 잣과 같은 견과류는 영양이 풍부해 겨울 동안 추위에 약해진 체력을 회복하는 데 도움이 된다. 호두는 견과류 중 특히 영양가가 높은 고칼로리 식품(100g당

630kcal)으로 호두 세 알만 먹으면 하루에 필요한 영양이 충족된다고 하는 말이 있다.

호두는 콜레스테롤 수치를 낮추는 필수지방산과 불포화지방산이 많으며 트립토판과 아미노산이 풍부한 것이 특징이다. 호두에 포함된 리놀레산 등의 불포화지방산이 비타민 E와 작용하여 콜레스테롤이 혈벽에 붙는 것을 막아 주므로 고혈압, 동맥경화의 예방과 치료에 좋고, 무기질과 비타민 B_1이 풍부해 노화를 막고 피부를 윤기 나게 한다.

미역

미역 100g에는 요오드가 100mg이나 들어 있다. 요오드는 갑상선 호르몬인 티록신을 만드는 데 필요한 구성 성분으로 체내의 50% 정도가 갑상선에 있다. 티록신은 심장과 혈관의 활동, 체온과 땀의 분비 조절, 신진대사를 증진시키는 작용을 한다.

미역은 혈액을 맑게 해주며(청혈제), 칼슘량도 많아서 골격과 치아 형성에 아주 좋다. 미역에서 나오는 점성 다당류인 알긴산은 변비와 비만을 예방하는 데 효능이 있다.

다시마

말린 다시마에는 단백질, 지방, 당질, 무기질이 있는데 그 중에서도 특히 무기질이 많다. 다시마의 칼슘은 소화 흡수가 대단히 잘된다. 다시마는 미역과 마찬가지로 갑상선 호르몬 합성에 필요한 요오드가 풍부하다. 또한 비타민 C도 다량 함유되어 있다. 다시마에서 얻을 수 있는 단백질 주성분은 글루탐산으로 감칠맛을 낸다.

다시마에는 알긴산이라는 당질이 20% 가량 점질물로 들어 있는데 거의 소화가 되지 않는다. 하지만 장의 연동 운동을 돕고 수분을 보유해서 변비를 해결하는 데 도움을 준다. 또한 생체 대사 과정에서 합성 의약품 남용, 방사선 조사 등으로 생기는 활성 산소를 효과적으로 억제한다. 알긴산은 성인병과 노화를 일으키는 과산화지질량을 효과적으로 억제하므로 오랫 동안 먹는 것이 좋다.

시금치

시금치는 대표적인 녹황색 채소로 카로틴과 비타민 C가 풍부하고, 비타민 B_1, B_2, B_6와 엽산, 철분, 칼슘, 요오드 등도 많이 함유되어 있다. 시금치의 푸른 잎은 카로틴과 칼슘과 철분이 풍부해 성장기 어린이의 발육과 영양에 더 없이 훌륭한 식품이다. 그리고 시금치에 들어 있는 칼슘은 지방의 체내 흡수를 감소시켜 고혈압을 예방해 준다.

당근

당근은 뿌리를 먹는 채소로 비타민 A의 보고이다. 비타민 A는 시력을 보호하는 영양소인데, 당근의 적색이나 황색 색소에 들어있는 카로틴은 몸에서 비타민 A로 변한다. 비타민 A가 부족하면 점막이 각질화되어 떨어지고, 암에도 잘 걸린다고 한다. 특히 담배를 많이 피우는 사람이 비타민 A가 부족하면 폐암에 걸리기 쉽다. 비타민 A가 많은 식품인 당근을 비롯한 녹황색 채소를 많이 먹으면 야맹증 예방에 큰 도움을 줄 뿐 아니라 발육 촉진, 피부 보호, 항암 효과까지 볼 수 있다.

흔히 채소는 날것으로 먹어야 한다고 생각하는데, 비타민 A의 모체인 카로틴은 물에 녹지 않는 지용성 비타민이므로 기름을 이용해 가열, 조리하는 것이 좋다. 이는 물질의 공격으로부터 세포 조직을 지켜주는 베타카로틴은 가열로 방출되므로 익히지 않고 먹을 때보다 가열해서 먹으면 2~5배를 많이 얻을 수 있다. 한방에서는 당근이 홍역과 빈혈, 저혈압 등에 효과가 있다고 한다.

귤

귤은 겨울철 비타민 C의 보고이며, 비타민 B_1 · P를 비롯한 식이섬유, 아미노산, 유기산 등의 성분이 풍부하게 함유되어 있어 약재로도 좋다. 비타민 P와 펙틴은 모세혈관을 튼튼하게 하여 고혈압, 동맥경화증을 예방하며, 신맛을 내는 구연산은 신진대사를 원활하게 해준다. 또한 귤 껍질은 과육보다 비타민 C가 풍부하게 들어 있어 위를 튼튼하게 하고 기침, 가래를 멎게 하며 냉증 치료에도 효과적이다. 귤은 잠자리에 들기 전에 먹는 것보다 낮 시간에 먹는 것이 좋다.

장어

장어는 미네랄, 칼슘, 철, 비타민 등 중요한 영양소를 고루 함유하고 있기 때문에 성장기 아동들에게 추천하는 식품이다. 특히 장어에 많이 들어있는 비타민 E는 불포화지방산의 산화를 억제하고 혈관에 활기를 불어넣는 작용을 한다. 흔히 폐를 튼튼히 하는 음식으로 장어를 꼽는다. 장어는 폐가 약하여 호흡기계 문제로 성장이 지연된 아이에게도 도움이 많이 된다.

성장에 좋은 음식 조리법 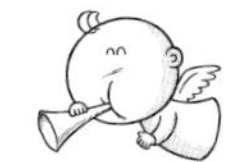

    요즘 아이들에게는 공부 잘하는 것만큼 키 성장이 주된 관심사가 되고 있다. 키 성장은 선천적인 요인이 영향을 많이 준다고 하지만, 부모가 작다고 지레짐작으로 자녀까지 작을 것이라고 예상할 필요는 없다. 아이들 입맛에 맞으면서도 키 성장을 돕는 음식들이 얼마든지 있기 때문이다. 성장에 좋은 음식 조리법을 알아보자.

감자멸치들깻국 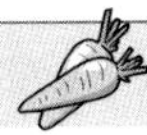

재료 : 감자 3개, 멸치 6마리, 들깻가루 4큰술, 대파 1/2뿌리, 다진 파 1큰술, 다진 마늘 1작은술, 소금 1큰술, 후춧가루 약간, 조미료 약간

❶ 감자는 먹기 좋은 크기로 넙적하게 썰어 찬물에 담가 놓는다.

❷ 멸치는 찬물에 넣어 약한 불에서 은근히 끓인다.

❸ 물이 끓으면 멸치를 꺼내고 센 불로 조절한다.

❹ 물이 끓어오르면 썰어놓은 감자를 넣고 끓인다.

❺ 감자가 푹 익을 정도로 끓인다.

❻ 대파를 송송 썰어 준비한다.

❼ 감자가 푹 익으면 소금, 후춧가루, 조미료로 간을 하고 대파를 넣는다.

❽ 들깻가루를 넣으면 감자멸치들깻국이 완성된다.

재료 : 연두부 1개, 무순 50g, 멸치 50g, 녹말가루 1큰술, 튀김기름 적당량, 소스(고춧가루 1작은술, 간장 2큰술, 식초 1큰술, 설탕 1/2큰술, 다진 마늘 1작은술, 깨소금 1큰술)

❶ 멸치를 손질한 다음 녹말가루를 입혀 180℃의 튀김기름에 노릇하게 튀긴 후 기름기를 뺀다.

❷ 무순은 깨끗이 씻어 물기를 턴다.

❸ 적당량의 재료를 섞어 소스를 만든다.

❹ 연두부를 용기에서 꺼내 접시에 담고 무순과 튀긴 멸치를 얹은 후 먹기 직전에 소스를 뿌려낸다.

꽁치사과말이구이

재료 : 꽁치 2마리, 사과 1/2개, 무순 100g, 빵가루 1컵, 식용유 2큰술, 꼬치 8개, 밀가루 적당량

❶ 꽁치는 비늘을 긁어낸 뒤 깨끗이 씻어 내장을 빼고 얇게 편으로 썬다.

❷ 사과는 껍질을 벗겨 채를 썰고 무순은 흐르는 물에 씻어 물기를 턴다.

❸ 빵가루와 식용유를 버무려서 튀김옷을 만들어둔다.

❹ 꽁치 살 안쪽에 밀가루를 솔솔 뿌리고 채를 썬 사과와 무순을 적당히 올린 다음 돌돌 말아 꼬치에 끼운 후 튀김옷을 입힌다.

❺ 그릴에 호일을 깔고 기름을 고루 바른 다음 ❹번과 같이 만들어놓은 꽁치를 올려 노릇하게 구워낸다.

굴소스볶음밥

재료 : 밥 2공기, 대파(흰 부분) 2대 분량, 슬라이스 햄 2장, 옥수수(통조림) 2큰술, 빈스 30g, 굴소스 1큰술, 달걀 1개, 참기름 1작은술, 소금과 식용유 약간씩

❶ 팬에 기름을 두른 후 뜨거운 밥을 넣어 고슬고슬하게 볶아낸다.

❷ 대파는 흰 부분으로 준비해 0.5cm 길이로 송송 썬다.

❸ 슬라이스 햄은 사방 2cm 크기로 썰고, 옥수수는 물기를 뺀다. 빈스는 1cm 길이로 썬다. 달걀은 곱게 풀어놓는다.

❹ 팬에 기름을 두르고 대파와 햄, 옥수수, 빈스를 볶아 굴소스로 맛을 낸다.

❺ ❹번 재료에 볶아놓은 밥을 넣어 조금 더 볶다가 팬의 한쪽으로 밀어놓는다. 풀어 둔 달걀을 팬에 붓고 젓가락으로 저어가면서 익힌 다음 볶은 밥과 함께 버무린다.

❻ ❺번에 참기름을 떨어뜨리고 소금으로 간을 맞춘다. 그릇에 모양 틀을 놓고 밥을 다독여 담은 뒤 틀을 빼서 예쁜 모양으로 만들어 상에 낸다.

닭가슴살과 완두콩볶음 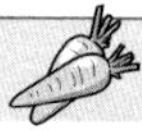

재료 : 닭가슴살 200g, 녹말가루 4큰술, 죽순 1/2개, 완두콩 2큰술, 아스파라거스 6줄기, 굴소스 3큰술, 청·홍고추 2개씩, 다진 마늘·올리브오일 1큰술씩, 소금·후추·참기름 약간씩

❶ 닭가슴살은 가로와 세로 각각 2cm 크기로 썰어 소금, 후추, 녹말가루를 묻혀두고, 완두콩은 물에 불렸다가 껍질을 벗긴다.

❷ 김이 오른 찜통에 닭가슴살과 완두콩을 넣어 찐다.

❸ 죽순은 저며 썰고 청·홍고추는 송송 썰어 씨를 뺀다. 아스파라거스는 5cm 길이로 썬다.

❹ 팬에 올리브 오일을 두르고 마늘을 넣어 볶다가 죽순, 고추, 아스파라거스, 굴소스를 넣고 볶는다.

❺ 찐 닭가슴살과 콩을 ❹번 재료에 넣고 한 번 더 볶다가 참기름으로 향을 내어 접시에 담는다.

마른새우버섯죽 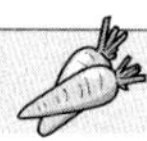

재료 : 찹쌀 1/2컵, 멥쌀 1/2컵, 마른 새우 1컵, 불린 목이버섯 1/2컵, 애기느타리버섯 1팩, 새송이버섯 3개, 다시마 물 5컵, 소금 1작은술, 참기름 약간

❶ 찹쌀과 멥쌀은 각각 씻어 30분간 불린다.

❷ 불린 목이버섯은 큰 것은 반으로 찢고, 애기느타리버섯은 밑동을 자르고 가닥을 나눈다. 새송이버섯은 길이로 반 갈라 얇게 자른다.

❸ 마른 새우는 블렌더에 넣고 간다.

❹ 냄비에 참기름을 두르고 버섯과 불린 쌀을 넣고 볶는다. 쌀이 투명하게 볶아지면 다시마 물을 부어 센 불에서 끓인다. 죽이 끓기 시작하면 중불에서 약불로 줄이고 죽을 저어가며 끓인다.

❺ 죽이 반 정도 퍼지면 갈아둔 새우를 넣고 끓인다. 죽이 완전히 퍼지면 불을 끄고 그릇에 담는다. 기호대로 소금 간을 하여 먹는다.

떡뱅어포말이 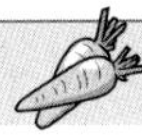

재료 : 뱅어포 4장, 가래떡 20cm 2개, 간장 1작은술, 참기름 1큰술, 고추장 4큰술, 설탕 1큰술, 물엿 1/2큰술, 간장 · 다진파 1작은술씩, 다진 마늘 1/2작은술, 통깨 · 참기름 · 후 춧가루 약간씩

❶ 뱅어포는 살짝 구워서 준비한다.

❷ 가래떡이 굳어 있으넌 살짝 데친다.

❸ 간장, 참기름에 데친 떡을 넣고 양념한다.

❹ 볼에 고추장 양념(고추장, 설탕, 물엿, 간장, 파, 마늘)을 필요한 만큼 만든다.

❺ 뱅어포에 ❸번의 고추장 양념을 바른 후 가래떡을 가운데 놓고 말아준다.

❻ 말아놓은 떡을 먹기 좋은 크기로 썰어낸다.

[요리 *TIP*] 뱅어포는 타기 쉬우므로 두 장씩 겹쳐서 굽는 것이 좋다. 또한 석쇠나 팬에 기름을 살짝 발라서 들러붙지 않도록 주의한다.

닭안심땅콩꿀강정 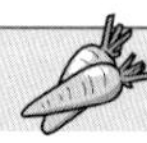

재료 : 닭살(안심) 7쪽, 소금·후춧가루 약간씩, 양파즙 3큰술, 달걀 1개, 녹말가루 2큰술,
땅콩 1/3컵, 식용유 1컵, 강정소스(식용유 1큰술, 진간장 3큰술, 꿀 1큰술, 붉은 고추·풋고추
1/2개씩, 양파 1/4개, 다진 마늘 1작은술, 참기름·맛술 2작은술씩)

❶ 닭살은 한입 크기로 잘라 소금, 후춧가루, 양파즙을 뿌려 재운 후 달걀과 녹말
가루를 넣어 버무린다.

❷ 땅콩은 껍질을 벗겨 반으로 쪼갠다.

❸ 속이 깊은 팬에 기름을 붓고 ❶번의 닭살을 넣어 노르스름하게 튀긴다.

❹ 붉은 고추, 풋고추, 양파를 잘게 다져 식용유, 진간장, 꿀, 다진 마늘, 참기름,
맛술과 섞어 냄비에 붓고 보글보글 끓이다가 튀긴 닭과 땅콩을 넣어 골고루 버
무린다.

오미자차 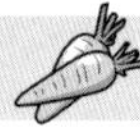

오미자 나무는 미나리아재비목 목련과의 낙엽 덩굴식물인데, 그 열매를 말려 차로
만들어 먹는다. 오미란 유기산의 신맛, 당의 단맛, 정유(精油)의 매운맛, 종자의 쓴맛,
열매 껍질의 짠맛 등 5가지 맛을 말한다. 한방에서는 진해(鎭咳)·강장·흥분·지사
(止瀉)·지한제(止汗劑)로서 천해(喘咳)·도한·음위·과로·신경계 질환을 치료하는
데 사용한다. 오미자차는 부신피질 호르몬의 기능을 강화하고, 노폐물을 제거하며
전반적인 대사 능력을 끌어 올리는 작용을 한다.

❶ 품질이 좋은 오미자를 깨끗이 씻어 건냉장소에서 적당히 말려 물기를 뺀다.

❷ 물을 끓인 후 80℃까지 식힌다(일반적으로 녹차를 우려낼 정도로 약간 식은 상태).

❸ 오미자를 물에 잠길 정도로 넣는다.

❹ 가능하면 공기가 들어가지 않도록 랩을 씌운다.

❺ 술을 따뜻한 곳(보온밥통에 보온하는 정도)에 놓아두면 가스가 올라와 발효된다.

❻ 하루 정도(24시간)가 지난 후 오미자를 꼭 짜내면 오미자 엑기스가 완성된다.

❼ 병에 담아 냉장고에 보관한다.

❽ 물과 오미자를 희석(3:1 혹은 4:1)시켜 감미하여 하루 2~3회 복용한다.

콩시럽과일요구르트 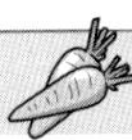

재료 : 모둠콩(강낭콩, 완두콩, 검은콩, 흰콩) 2큰술, 딸기 2개, 키위 1개, 바나나 1/2개, 물·설탕 2큰술씩, 플레인요구르트 1컵

❶ 모둠콩은 하룻밤 정도 물에 불려 두었다가 껍질을 벗겨 김이 오른 찜통에 넣고 찐다.

❷ 딸기는 꼭지를 떼내어 잘게 다지고, 키위와 바나나는 껍질을 벗겨 딸기와 비슷한 크기로 썬다.

❸ 냄비에 물과 설탕을 넣고 끓이다가 콩을 넣고 한 번 더 끓여 콩시럽을 만든다.

❹ 볼에 플레인요구르트와 다진 과일을 넣고 잘 섞은 다음 그 위에 콩시럽을 얹어낸다.

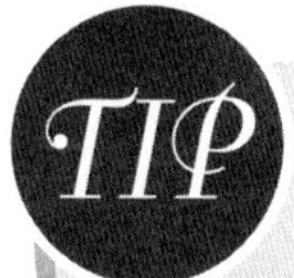

성장에 득이 되는 식습관

신체가 성장을 하는 데 충분하고 균형 있는 영양은 기본이다. 키는 특정 음식을 먹는다고 커지는 것이 아니다. 5대 영양소는 건강한 몸 상태를 유지해줄 뿐만 아니라 성장에도 중요한 역할을 한다. 그러므로 5대 영양소를 균형 있게 먹는 식습관이 필요하다.

- **단백질** : 뼈 성장과 근육, 결합 조직 등 신체 조직의 구성 성분이 된다.
  함유 식품 : 닭고기, 달걀, 돼지고기, 우유, 치즈, 대구, 연어, 팥, 콩, 아몬드

- **칼슘** : 뼈와 이를 만들고 튼튼히 하며, 신체 내 대사 작용을 원활하게 하여 성장을 돕는다.
  함유 식품 : 멸치, 양미리, 고춧잎, 생선포, 깨, 우유, 잣

- **비타민과 무기질** : 신체 내 대사 작용에 반드시 필요하다. 또한 다른 영양소의 흡수와 인체의 성장을 돕고 신체를 유지하게 한다.
  함유 식품 : 지용성 비타민, 간, 푸른 채소

- **당질** : 생체의 뼈와 근육을 구성하는 기본 물질로 중요한 에너지 원료이다. 과잉된 당질은 지방으로 변하여 체내에 저장된다.
  함유 식품 : 곡류, 감자, 콩류, 조, 수수, 찹쌀, 호밀

- **지방** : 비타민을 운반하며 생체 기관을 보호한다.
  함유 식품 : 달걀, 돼지고기, 햄, 샐러드, 호두

| 키를 크게 하는 음식 |

우유, 치즈, 새우, 뼈째 먹는 생선(잔멸치, 뱅어포, 미꾸라지), 계란, 두부, 칼슘이 풍부한 식품(김, 미역) 그리고 아연(Z)이 풍부한 식품(굴, 소라, 조개류), 시금치, 당근, 참치, 귤 등

성장에 독이 되는 식습관

잘 먹는 것보다 제대로 먹는 것이 중요하다. 5대 영양소를 골고루 섭취하되 성장에 도움이 되는 음식을 챙겨 먹는 습관을 길러야 한다. 또한 인스턴트 음식은 성장에 독이 되므로 가급적 피하는 것이 좋다. 키 성장에 독이 되는 식품은 아래와 같다.

- **열량이 높은 식품** : 열량이 높은 식품은 비만을 초래할 뿐 아니라 성장에도 좋지 않다. 특히 당 성분이 주된 식품은 식욕을 떨어지게 하므로 규칙적인 식생활습관에도 좋지 않은 영향을 미친다.
  함유 식품 : 정제 표백한 빵, 백설탕, 찹쌀떡, 케이크, 사탕, 아이스크림, 초콜릿, 과자

- **탄산음료** : 탄산음료에 들어 있는 인산은 칼슘을 소변으로 배출시켜 뼈를 약하게 한다. 또한 탄산음료의 착색 재료는 성장호르몬 분비를 방해하므로 키 성장을 위해서는 피해야 한다.
  함유 식품 : 콜라, 사이다, 환타 등

- **패스트푸드와 인스턴트 음식** : 패스트푸드는 높은 열량에 비해 영양이 낮다. 또한 주된 양념이 소금이나 인공 감미료이므로 소아 비만이나 성인병의 원인이 될 수 있다. 인스턴트 음식은 가급적 줄이는 것이 좋으며, 만약 먹고 싶다면 영양적인 면을 고려해서 직접 조리해 먹는 것이 좋다.
  함유 식품 : 햄버거, 피자, 어묵, 튀김, 햄, 베이컨, 소시지, 라면, 컵라면

- **유기산이 다량으로 함유된 과일 주스** : 과일과 과일 주스에는 유기산과 당분이 많이 포함되어 과다하게 섭취하면 칼슘 섭취와 성장호르몬 분비에 방해를 받는다. 하지만 적당하게 섭취하면(하루 기준 과일 100~200g 정도, 주스 1컵 정도) 키 성장에 문제가 없다.
  함유 식품 : 키위, 오렌지, 레몬 주스

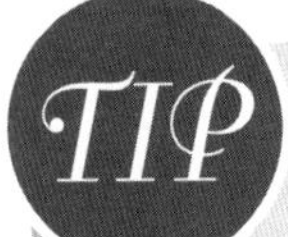

- **맵고 짠 음식** : 맵고 짠 음식은 자극성이 강해 알레르기나 염증을 일으켜 면역 기능을 약화시킨다. 또한 위에 부담을 줄 뿐 아니라 어렵게 흡수한 칼슘을 몸 밖으로 배출시킨다. 우리나라 식습관은 뜨겁고 짜게 먹는 것을 즐기는 편인데, 이것은 성인병의 원인이 될 가능성이 있으므로 건강을 위해서는 자제해야 한다.

- **커피나 홍차 등 카페인이 들어간 음식** : 카페인이 들어간 음식은 데오브로민과 같은 흥분제와, 위에서 소화액이 분비되는 것을 방해하는 탄닌 등이 포함되어 있기 때문에 성장기에는 섭취를 줄여야 한다.

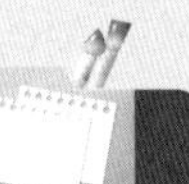

키에 관한 오해와 편견 속설 베스트

고기를 많이 먹어야 키가 큰다?

고기에 들어 있는 단백질은 성장에 꼭 필요한 영양소이기는 하지만, 너무 많이 섭취하면 성호르몬 분비가 늘어나기 때문에 성장을 일찍 멈추게 하는 부정적인 요인이 된다. 그러므로 야채, 과일 등 다른 식품과 함께 고기를 먹으면서 균형을 맞추는 것이 중요하다.

탄산음료 많이 마시면 뼈 약해져

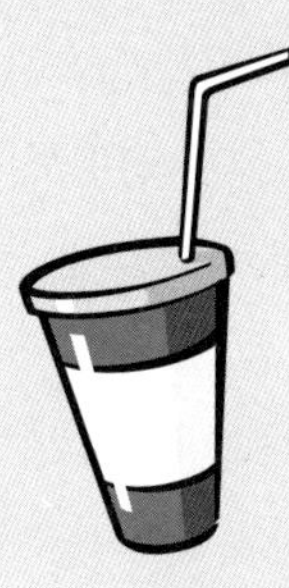

탄산음료를 많이 마시면 뼈가 약해지면서 골절의 위험이 커진다는 연구 결과가 나왔다고 영국의 BBC방송이 27일 보도했다. 미국 네브래스카주 오마하에 있는 크레이턴대학 골다공증연구소의 로버트 히니 박사와 카렌 래퍼티 박사는 미국의 영양학전문지 '임상영양학' 최신호에 발표한 연구보고서에서 이 같은 사실을 밝히고 그 이유는 탄산음료 속의 카페인이 칼슘을 체외로 배출시키기 때문이라고 지적했다고 이 방송은 전했다.

이 연구보고서는 30명의 여성을 대상으로 각종 음료가 뼈에 미치는 영향을 실험한 결과 카페인 성분이 많은 음료를 많이 마신 사람이 소변을 통한 칼슘의 배출량이 '적지만 현저하게 증가한' 것으로 나타났다고 밝혔다. 요즘 젊은이들은 탄산음료를 점점 더 많이 마시고 칼슘이 풍부한 우유는 적게 마시는 경향이 있어서 큰 문제라고 이 보고서는 지적했다.

미국에서는 20~40세 여성들의 탄산음료를 선호하고 있고 영국에서도 탄산음료의 인기가 커지고 있다. 영국의 10대들은 8명 중 한 명꼴로 일주일에 22캔 이상의 콜라를 마시고 있다. 영국 식이학회의 웬디 도일 박사는 콜라를 하루 4캔만 마셔도 뼈가 약화될 위험이 커진다고 말하고 이 실험 결과대로 탄산음료 속의 카페인이 문제라면 카페인 성분이 들어있는 커피 등 다른 음료와 음식도 조심해야 할 필요가 있다고 논평했다.

– 2001. 08. 28 보건 / 연합뉴스

Q 술은 성장에 해롭습니까?

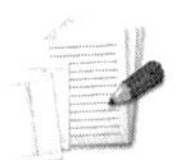

A 음주는 키 성장에 나쁜 영향을 끼칩니다. 대부분의 국가에서는 청소년의 음주를 법으로 금하고 있습니다. 일본과 뉴질랜드는 20세, 미국은 21세가 넘어야 술을 마시도록 하고 있습니다. 프랑스, 벨기에, 이탈리아는 음주 제한 연령이 16세로 제일 관대한 편입니다. 독일은 부모가 권하는 술이나 맥주와 와인처럼 약한 술은 제한 연령보다 두 살 낮은 16세도 마실 수 있다고 허락하고 있습니다. 우리나라도 만 19세 이상이 되어야 술을 마실 수 있도록 법적으로 규정하고 있습니다.

그렇다면 왜 성인들은 술을 마시면서 청소년에게는 음주를 금하고 있습니까?

물론, 음주는 긍정적인 측면도 있습니다. 여기서 긍정적인 면은 지나치게 마시지 않는다는 조건 속에서만 빛을 발할 수 있습니다. 그러나 음주를 하다 보면 우려되는 점이 바로 지나치게 마시게 된다는 것입니다. 술을 지나치게 마시면 당사자와 가족 및 사회에 엄청난 해를 끼칠 수 있습니다.

술이 신체에 미치는 영향은 성인보다 청소년에게 더 강합니다. 청소년은 신체 세포 등의 조직이 아직 성숙하지 못했을 뿐 아니라 계속적으로 성장하는 단계에 있기에 유독 물질(술)의 침해에 더 약할 수밖에 없습니다. 이것은 심은 지 얼마 지나지 않은 어린 나무가 수십 년 된 나무보다 농약에 예민하게 반응하는 것과 같은 이치입니다. 신체가 거침없이 자라려면 술과 같은 독한 물질이 들어오는 것을 막아야 합니다. 또한 아직 덜 성숙한 청소년들이 술을 마셔서 피부 노화를 앞당길 필요도 없을 것입니다.

술을 많이 마시면 뇌신경 세포에 알코올이 확산되어 신체 마비 현상이 일어나고 판단력이 흐려지며 기억력이 감퇴합니다. 알코올로 파괴된 뇌신경 세포는 다른 조직 세포와는 다르게 재생이 되지 않습니다. 한창 학업에 매진해야 할 청소년들에게 기억력이 감퇴된다는 것은 치명타입니다. 뿐만 아니라 술은 뇌의 뇌하수체에서 합성되는 성장호르몬 분비에도 영향을 미칩니다.

술은 여러 가지 질병을 가져올 수 있습니다. 면역력이 약한 청소년은 성인에 비해 질병에 걸릴 가능성이 큽니다.

무엇보다 음주가 위험한 이유는 중독성 때문입니다. 어린 시절부터 술을 습관적으로 마시면 훗날 알코올 중독(알코올 의존이라고도 함)으로 연결되기 쉽습니다.

술은 청소년 비행과도 연관이 많습니다. 술을 마시면 충동적으로 범죄를 저지를 가능성이 크기 때문입니다. 청소년 사망 원인 중 가장 많은 것이 음주 후의 사고라는 사실을 생각할 때 술은 키 성장 뿐만 아니라 청소년의 안전을 위해서도 반드시 피해야 합니다.

Q 담배는 성장에 무슨 영향을 미칩니까?

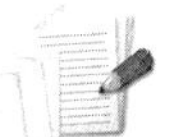

A 담배갑 겉면에는 '19세 미만 청소년에게는 판매할 수 없습니다.', '흡연은 폐암과 각종 질병의 원인이 되며, 특히 임신부와 청소년의 건강에 해롭습니다.'라는 문구가 있습니다. 담배의 해악이 함축되어 있는 말입니다.

담배는 공인된 마약입니다. 특히 청소년에게는 성장 발육에 심각한 영향을 미칩니다. 임산부가 흡연을 하면 태아의 발육에 영향을 미쳐 기형아를 출산하기도 합니다.

흡연은 각종 암과 심장질환과 폐질환을 일으킵니다. 그것은 담배의 니코틴과 타르와 더불어 일산화탄소가 미세먼지 등에 의해 혈액의 산독화, 만성적인 일산화탄소중독, 혈액순환 장애를 일으키기 때문입니다.

위와 같은 물질들은 뇌로의 혈액순환장애를 일으켜 뇌하수체에서 성장호르몬을 분비하는 것을 방해하는 것은 물론 무릎, 발목 등에서 성장판이 작용하지 못하게 합니다.

또한 담배는 식욕을 떨어뜨리고 위염과 위궤양을 초래하여 음식의 소화흡수율도 떨어지게 합니다. 더욱이 운동량이 모자라고 학업 때문에 수면이 부족한 청소년에게는 더욱 그러합니다.

흡연은 폐암, 구강암, 인두암, 췌장, 암, 후두암, 방광암, 신장암 등 무려 8가지나 되는 암을 직접 유발하며 간접적으로는 거의 모든 암과 관련이 있습니다. 또한 폐결핵, 폐렴, 독감, 기관지염, 폐기종, 천식, 만성기도장애와 같은 호흡기질환, 류머티스성 심장질환,

고혈압, 폐성 심장질환, 뇌혈관질환, 동맥경화, 대동맥류와 같은 심혈관질환을 일으키고, 체중 미달아를 낳게 하며, 신생아호흡장애증후군, 신생아돌연사증후군 등 소아 질환도 유발합니다.

청소년기에 흡연을 시작하여 장기간 계속하는 사람은 평균적으로 수명이 24년 단축된다는 보고가 있습니다. 25세 이후에 흡연을 시작하면 폐암으로 사망할 확률이 비흡연자의 2.5배에 달하고, 15세 이전에 담배를 피웠을 때는 18.7배에 이릅니다(미국 의무총감의 1989년도 보고서). 폐암은 80~90%, 방광암은 40%, 심근경색증 사망은 40%, 뇌혈관질환은 50%, 만성기관지염, 폐기종, 만성폐쇄성 폐질환은 85%가 흡연(세계보건기구의 보고)으로 발생되므로 건강을 생각해 금연해야 합니다.

Q 우유만 먹으면 배탈이 나는데 왜 그렇습니까?

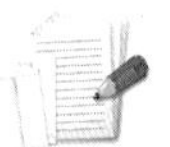

A 우유가 좋은 것인 줄은 알지만 마시기만 하면 설사를 해서 못 먹겠다고 하는 사람들이 의외로 많습니다. 드물게는 우유 알레르기가 있어 버터나 치즈 같은 유제품만 먹어도 과민 반응의 일환으로 설사를 하기도 합니다.

그러나 우유를 마신 후에 설사를 하는 것은 찬 우유를 빨리 마셔 위벽이 자극을 받거나, 우유 속에 들어 있는 당분이 위 속에서 발효하여 가스가 생기면서 장 운동이 활발해짐으로 나타나는 현상입니다.

하지만 설사를 하더라도 마신 우유가 그대로 몸 밖으로 배설되는 것은 아닙니다. 아무리 우유가 위장을 흘러 내려가는 유동성 식품이라 하지만 완전히 위장을 통해 대변으로 배설되는 데는 10시간이 걸립니다. 이로 보건대, 우유를 마시면 곧바로 설사를 하여 영양분을 흡수할 수 없기에 우유를 먹지 않는다는 것은 우리 몸을 이해하지 못한 말입니다.

오랜만에 우유를 먹어도 설사를 할 수 있습니다. 그러므로 개의치 말고 3개월간 꾸준히 우유를 마시다 보면 어느 순간 설사를 하지 않게 되는 것을 알 수 있을 것입니다.

죽이나 밥에 우유를 부어 먹으면 설사를 피할 수 있습니다. 우유를 약간 데워서 조금씩 간격을 두고 먹는 것도 위장을 자극하지 않고 설사를 방지하는 방법입니다. 비피더스 요구르트를 마시거나 요구르트와 우유를 반씩 섞어서 먹는 방법도 있습니다.

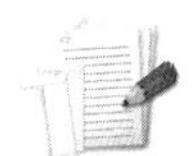

A 우유와 콩, 해조류에 함유된 칼슘은 모든 사람에게 없어서는 안 될 아주 중요한 미네랄 중 하나입니다. 또한 한창 성장중인 청소년들에게는 더할 나위 없이 중요한 영양소입니다.

칼슘의 인체 내 작용

❶ 신경계의 자극 전달을 원활하게 하여 두뇌회전을 빠르게 합다.

❷ 튼튼한 골격과 치아를 만듭니다.

❸ 영양소가 세포막을 통과하는 것을 도와줍니다.

❹ 마그네슘과 함께 천연의 신경 인정제 역할을 합니다.

❺ 성장통을 예방합니다.

❻ 체내 철분대사를 촉진합니다.

칼슘이 부족하면 빈혈이 나타나기도 합니다. 위와 같은 작용 때문에 청소년기에는 칼슘 섭취에 더욱 신경을 써야 합니다. 우리가 섭취하는 대부분 가공식품은 식품 보존제를 사용합니다. 인산나트륨이라는 보존제와 탄산음료에 함유되어 있는 백설탕은 칼슘을 소모시키는 동시에 흡수를 방해합니다. 가공식품이나 청량음료를 지나치게 먹으면 우유를 충분히 먹어도 칼슘부족증에 걸리기 쉽습니다.

칼슘 부족에 따른 증상

❶ 집중력이 떨어지고 의지가 나약해지며 안절부절못하게 되고 지구력이 부족해집니다.

❷ 불면증이나 신경과민증에 걸립니다.

❸ 뼈가 약해져 작은 충격에도 잘 부러집니다.

❹ 정상적인 성장 발육에 지장을 초래합니다.

❺ 감기에 잘 걸리고 알레르기 증상을 일으키기도 합니다.

키에 관한 오해와 편견 속설 베스트

어렸을 때 큰 아이는 나중에 안 큰다?

성장판이 열려있는 한 키는 계속해서 자랄 수 있다. 하지만 대체적으로 어린 시절에 많이 자란 아이는 후에 또래 친구들이 클 때 성장판이 닫히는 경우가 많다. 모든 성장이 끝났을 때 보면 동기들보다 더 못 자란 경우도 많다.

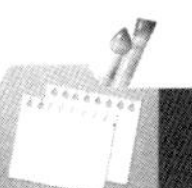

줄넘기를 많이 하면 키가 큰다?

줄넘기는 무릎 관절과 발목 관절 부위에 있는 성장판을 자극하고 근력을 키워주는 효과가 있다. 줄넘기처럼 점프를 많이 해줄 수 있는 것이라면 어떤 종목이라도 키 크기 운동으로 적합하다.

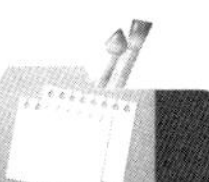

새우잠을 자면 키가 안 큰다?

잠자는 습관은 개인차가 있게 마련이다. 그러므로 자신에게 맞는 가장 편안한 상태로 잠을 자면 된다. 물론, 자세에 약간 차이가 있긴 하지만 그런 것에 신경 쓰느라 스트레스를 받느니 차라리 편하게 자는 편이 나을 것이다.

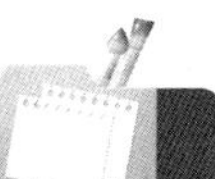

자기 전에 많이 먹으면 키가 안 큰다?

잠자기 전에 음식을 많이 먹으면 비만이 되기 쉽다. 비만은 키 성장의 적이다. 또한, 음식물을 넣은 채 잠을 자면 몸은 소화하느라 깊이 잠들 수 없다. 키 성장을 바란다면 저녁은 간단히 먹고 잠자리에 드는 것이 좋다.

아이들에게는 적당한 운동이 성장 촉매제가 된다

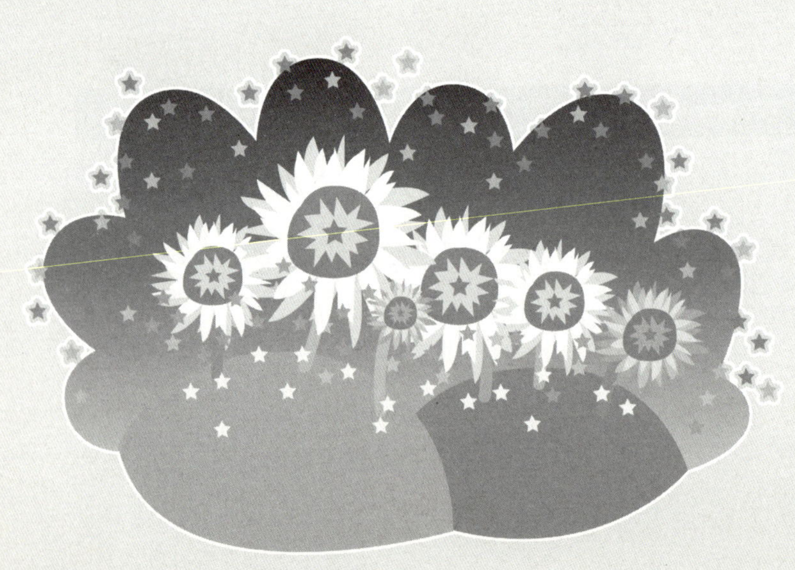

제 5 장

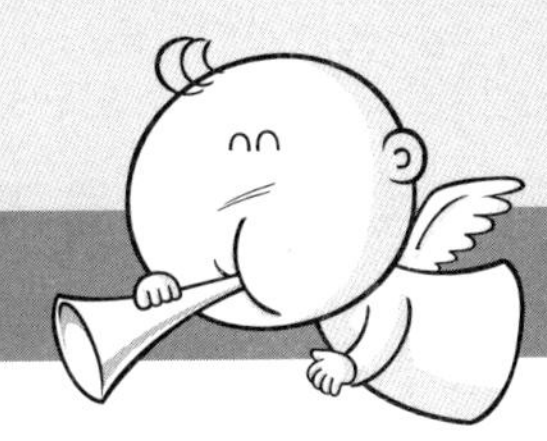

운동은 키 성장을 촉진시킨다

운동이 성장에 도움이 되는 이유 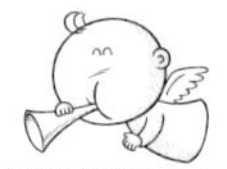

건강을 유지하려면 적당한 운동이 필요하다. 특히 한창 성장을 하는 아이들에게는 적당한 운동이 성장 촉매제가 된다. 원활한 성장을 위해서 운동이 필요한 이유는 무엇일까?

운동은 성장판을 자극해 뼈를 자라게 한다

적당한 압력과 피로는 우리 몸에 알맞은 자극이 되어 뼈를 강하고 튼튼하게 하고 근육을 굵고 강하게 변화시킨다. 또한 체중을 지지하는 장골의 밀도를 높여주고 성장을 촉진시킨다. 이 원리를 이용하여 알맞은 저항 운동을 하면 신체 모든 부위에 주어지는 부하로 뼈 속의 칼슘 침착을 도울 수 있고, 골 밀도를 증가시켜 키 성장에 직접적인 도움을 줄 수 있다.

그러나 사춘기 이전에 과도한 무게의 물건을 들면 성장판이 압박을 받아 상해를 입을 수 있으며, 연골이 눌려 정상적인 성장 속도를 유지하기 어려우므로 적절한 강도로 운동하는 것이 중요하다. 다시 말하지만 적절한 무게와 자극은 골 밀도를 튼튼하게 하고 키 성장에 도움이 되지만 과도한 무게는 성장판에 손상을 줄 수 있다.

운동은 성장호르몬 분비를 촉진시켜 성장을 돕는다

운동이 키 성장에 좋은 또 하나의 이유는 성장호르몬 분비를 늘려주기 때문이다. 성장호르몬은 운동을 하고 있을 때보다 하고 난 후에 더욱 증가하며, 운동이 끝난 후

30분이 지났을 때 가장 높은 분비율을 보인다. 운동은 성장호르몬 주사를 맞지 않고도 성장호르몬의 농도를 높일 수 있으므로 성장을 위한 필수 요소가 된다.

성장에 도움이 되는 운동 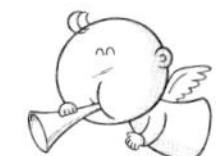

운동 강도는 자신이 할 수 있는 최대 운동량의 50~70% 정도를 유지하는 것이 적당하다. 운동이 성장을 빠르게 하기는 하지만 너무 무리한 운동은 오히려 몸에 무리를 주기 때문이다. 운동 강도는 자신의 최대 운동량의 50% 이상은 되어야 효과가 있으며, 약 70% 정도일 때가 가장 효과가 크다.

최대 운동량은 개인의 신체적 능력에 따라 다르며, 일반인은 이런 수치들이 어느 정도를 말하는지 알기 어렵다. 그러므로 아래에 있는 운동을 따라 하며 강도를 체크해 보자.

심박수를 이용한 운동 강도 알아보기

❶ 강도를 측정하고자 하는 운동을 시작한 후 5분이 지나면 운동을 멈추고 정확히 10초 동안 손목이나 목 부위의 맥박수를 측정한다.

❷ 측정한 값에 6을 곱한 후(1분간 맥박으로 환산) 1.1을 곱해서(운동 중지 후 맥박 감소를 보완하기 위해서) 얻은 수치가 그 운동을 할 때의 심박수이다.

❸ 다음 쪽에 나오는 연령별 운동 강도와 심박수와의 관계를 나타낸 표(자각적 인
   지도에 따른 운동 효과)를 보면 아이의 나이에 따라 성장에 도움이 되는 운동 강
   도를 알 수 있다.

> **| 최대 심박수 계산법 |**
> - 체력 수준이 낮거나 여자인 경우 : 220－나이＝예측 최대 심박수
> - 규칙적 운동을 해온 사람인 경우 : 205－나이/2＝예측 최대 심박수

운동 시 유의사항

❶ 운동 강도는 자신의 최대 운동량의 50~70% 정도를 유지한다.

❷ 운동 시간은 한 번에 20분에서 1시간 정도가 적당하다.

❸ 운동은 꾸준히 한다.

❹ 성장에 도움을 주는 운동의 강도를 정확하게 체크한 후 운동한다.

▶ 자각적 인지도에 따른 운동 효과

강도	30%	40%	50%	60%	70%	80%	90%	100% (최대 심박수)
1~9세	122	128	143	158	174	189	203	220
10~19세	109	124	138	152	167	181	196	210
20~29세	106	120	133	146	160	173	187	200
자각적 인지도 (RPE)	편하다		약간 힘들다		힘들다	꽤 힘들다		상당히 힘들다
	일상적인 호흡을 하며 땀이 흐르려고 한다		조금 숨이 차고 땀이 촉촉히 흐른다		숨이 차고 땀이 많이 나며 그만 하고 싶다는 생각이 든다	호흡이 곤란하고 몸이 피로하다		숨이 멎을 정도로 가쁘고 극도로 피로하다
운동 효과	운동 효과 부족		가장 효과적인 운동 강도			비교적 강한 운동		신체에 무리가 가는 강도

키 성장 운동을 위한 몇 가지 지침 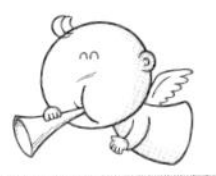

키 성장이 끝난 후에도 건강을 위해서 운동은 평생 동안 하는 것이 좋다. 하지만 꾸준히 운동을 하기란 쉬운 일이 아니다. 운동을 시작하기에 앞서 아래와 같은 운동 지침을 마음에 둔다면 올바른 운동 습관을 꾸준히 기를 수 있을 것이다.

무리한 욕심을 버리고 계획적으로

전혀 운동을 하지 않은 상태에서 무리한 운동을 하지 않도록 한다. 무엇이든 급하게 시작하면 그만큼 포기하기가 쉬우므로 서서히 시작하는 것이 좋다. 운동도 원칙에 따른 계획이 필요하다. 아이에게 맞는 운동 강도와 시간을 정하면 꾸준히 운동하게 할 수 있다.

키 크기 위한 운동은 저녁에, 살 빼기 위한 운동은 새벽에

대기오염물질 때문에 새벽 운동이 좋지 않다고는 하지만 식후에 운동을 하면 소화장애를 일으킬 수 있다. 공복에 운동을 하는 것은 지방 분해에 효과적이다. 특히 자녀의 비만이 걱정된다면 새벽 운동을 권한다. 하지만 키 성장을 위한 운동은 저녁 식사 후 2시간 쯤 지났을 때에 적어도 30~40분 이상 하고 잠 자기 1시간 전에는 끝내는 것이 좋다.

매일 해야 한다는 집착을 버린다

키 성장을 위해서는 꾸준히 운동하는 것이 중요하다. 하지만 매일 운동을 해야 한다는 강박증은 운동 중단의 원인이 되기도 한다. 느긋하게 장기적인 계획을 세우고 아이가 실천할 수 있도록 도와주는 것이 중요하다.

타인을 의식하지 않는다

사람마다 신체적인 조건이 다르다. 지나친 욕심으로 무리하게 운동하는 것은 오히려 키 성장을 방해한다. 그러므로 '옆집 아이도 하는데……' 라며 비교하지 말고 자기 아이만을 놓고 생각해야 한다.

짧은 반복 운동이 키를 성장하게 한다

처음에는 무리가 되지 않는 적당한 강도로 시작해야 다치지 않고 운동할 수 있다. 또한 항상 가벼운 몸풀기와 걷는 동작으로 준비운동과 정리운동을 하는 습관을 기르게 한다.

처음에는 10분 동안 운동하고 1분을 쉬게 하고, 20분 운동 후 2분을 쉬게 하는 등 체력 향상에 따라 쉬는 시간을 줄인다. 어린아이는 한 가지에 집중할 수 있는 시간이 짧기 때문에 오랜 시간 같은 운동을 계속하다 보면 자칫 지겹다고 생각하여 운동과 멀어질 수 있으므로 재미있고 지루하지 않게 짧은 운동부터 시작하는 것이 좋다.

일상에서 할 수 있는 운동을 찾는다

마음먹고 운동하는 것보다 일상에서 할 수 있는 것을 찾아서 하는 것이 운동을 꾸준히 할 수 있는 방법이다. 더구나 요즘 학생들은 학교와 학원 등을 가느라 대체로 따로 운동할 시간이 없다. 이럴 때는 집 근처를 산책한다거나, 등·하굣길에 몇 정거장을 걸어다닌다거나, 엘리베이터 대신 계단을 이용하는 것 등 생활 속 운동을 찾도록 한다.

적당한 강도로 운동한다

같은 강도의 운동이라도 점차 운동 능력이 향상되면 효과가 감소하게 된다. 따라서 처음에는 가벼운 운동부터 하다가 어느 정도 시간이 지나 운동이 익숙해지면 점차 운동 강도를 늘려 적당한 자극을 주도록 한다.

연령과 체력에 맞는 운동을 찾는다

같은 운동이라 해도 사람에 따라 강도가 높을 수도 있고 낮을 수도 있어서 운동 효과가 있을 수도 있고 없을 수도 있다. 또한 나이에 따라 강도를 느끼는 차이가 다르므로 자신에게 적합한 운동을 찾는 것이 중요하다.

나이대에 맞는 운동 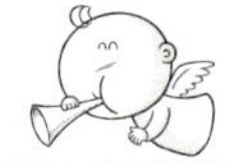

초등학생(8~13세)을 위한 운동

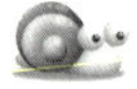 신체 발달 상태

이 시기는 신체적으로 많이 성장하지만 그 정도가 중·고등학생들처럼 급격하지는 않고 완만한 기간이다. 초등학교 1~3학년 아이들은 보통 근육과 뼈에 부착되어 있는 힘줄의 힘이 약하기 때문에 쉽게 피로를 느낀다. 이 시기는 회복이 빠르므로 운동 중이라도 휴식을 자주 하는 것이 좋다.

초등학교 4~6학년 아동은 여자보다 남자가 체격과 체력이 빠르게 발달해서 격렬한 신체 활동을 하는 반면, 여아는 소극적이며 정적인 생활을 하려는 경향을 쉽게 볼 수 있다.

초등학생 시기의 운동

❶ 운동으로 다양한 신체 활동의 장을 마련한다.

초등학생 때는 다양한 신체 활동이 무엇보다 필요하다. 어머니와 함께 팔, 다리 발달을 위한 운동이나 놀이로 구성된 프로그램을 따라 하면 어린이의 신체 발달에 도움이 된다. 이 시기는 정확성과 안정성이 발달하므로 유치원 시절에 했던 운동을 더욱 잘 할 수 있고 새로운 운동 기능을 습득할 수 있다.

❷ 운동으로 건강한 생활습관을 형성하게 한다.

처음 자립을 하게 되는 초등학생 시기에는 자기 일을 스스로 처리할 수 있는 능력을 기르고 규칙적인 생활습관이 몸에 배도록 하는 것이 중요하다. 이 시기에 하는 운동은 규칙적이면서 건강한 생활습관을 익히는 데 도움을 준다.

❸ 신체에 무리를 주지 않는 범위에서 운동한다.

운동 기능과 소질 개발을 위한 활발한 신체 활동도 중요하지만 이 시기는 무리한 운동으로 상해를 입지 않도록 주의해야 한다. 그러므로 성별, 집단의 성격에 알맞은 운동 프로그램을 선택하고 위험한 도구나 위험한 장소는 피한다.

❹ 운동에 관한 자신감과 흥미를 가질 수 있도록 한다.

약간은 강한 강도의 달리기, 줄넘기, 수영, 롤러스케이트, 공을 이용한 잡기, 던지기, 차기 등의 운동을 규칙적으로 하면 운동에 대한 자신감과 함께 흥미를 기를 수 있다. 또한 체조를 하면 올바른 자세를 만들 수 있다. 이렇게 기초 운동 동작을 어릴 때부터 익혀두면 성장에 중요한 역할을 하는 심장이 발달하며 운동 능력이 향상될 수 있다.

초등학생을 위한 운동 종목

줄넘기, 수영, 달리기, 자전거, 고무줄 놀이, 구르기, 훌라후프, 맨손체조, 철봉, 태권도, 배드민턴, 스케이트, 피구, 등산, 조깅, 검도 등

중학생(14~16세)을 위한 운동

신체 발달 상태

중학생 시기는 체격과 체력이 완성되는 시기이므로 몸을 건강하고 튼튼하게 관리하는 것이 매우 중요하다. 이 시기의 운동은 음식 섭취만큼이나 키 성장을 위해 중요하다.

중학생 시기의 운동

❶ 성장을 위해 운동이 반드시 필요하다.

이 시기의 운동은 근육과 골격을 발달시키고 심장 기능과 호흡 기능을 향상시켜 키, 몸무게, 가슴둘레 등이 성장하는 데 도움을 준다.

❷ 운동으로 사회성을 기르고 정서적 안정을 찾는다.

중학생 시기의 운동은 성장뿐 아니라 학업과 일상생활에서 오는 정서적 불안감을 해소하는 데도 큰 도움이 된다. 운동으로 협동심과 사회성을 높일 수 있고 자신의 운동 능력을 친구들과 비교하면서 자신감과 진취적인 사고를 기를 수 있도록 한다. 이 시기는 운동으로 또래 집단과 돈독한 관계를 맺으므로 적당한 운동 능력을 기르는 것이 더욱 필요하다.

중학생을 위한 운동 종목

조깅, 농구, 등산, 수영, 테니스, 핸드볼, 스트레칭 체조, 탁구, 배드민턴, 평균대, 검도, 스키, 자전거, 축구 등

고등학생(17~19세)을 위한 운동

신제 발달 상태

고등학생 시기는 발달 과정에서 일생 중 가장 중요한 때이다. 제2성장기로 신체적으로나 생리적으로 급속한 변화가 이루어지며 지적, 정서적, 사회적으로 가장 급격한 변화를 보이는 기간이다. 고등학생 시기에는 신장, 체중, 가슴둘레 등과 더불어 체격, 골격, 근육이 눈에 띄게 발달하여 남아는 남자답게, 여아는 여자답게 신체의 변화를 경험한다.

고등학생 시기의 운동

❶ 운동은 건강한 체력 완성을 위해 필수적이다.

고등학생 시기에 규칙적으로 운동을 하면 근육이 발달하는 것은 물론 혈액순환이 활발해져 필요한 영양소와 산소가 많이 운반되면서 근지구력과 심폐지구력이 높아진다.

❷ 비만을 방지할 수 있다.

고등학생 때는 대학입시라는 스트레스를 받고 오랜 시간 책상에 앉아 있어서 비만이 되기 쉽다. 이 시기에 운동을 하면 비만을 방지할 수 있을 뿐만 아니라 스트레스를 날려 버릴 수 있다.

❸ 공부에 전념할 수 있는 체력을 기를 수 있다.

체력이 떨어지면 집중력도 감소하여 공부에 전념할 수가 없다. 이럴 때 체력을 기르면 성장을 돕는 것은 물론 오랜 시간 집중할 수 있는 힘도 키울 수 있다.

고등학생에게 도움이 되는 운동

줄넘기, 스트레칭 체조, 수영, 축구, 유도, 테니스, 농구, 스키, 스케이트, 스쿼시, 배드민턴, 피구, 검도, 태권도, 라켓볼 등

키 성장을 위한 생활습관 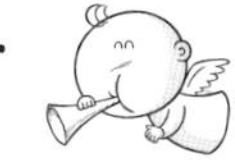

좋은 생활습관

시간이 날 때마다 다리를 만져준다

이왕이면 다리를 만질 때 마사지나 마찰을 해주면 더욱 좋다. 여기서 중요한 것은 반드시 밑에서 위로 만져야 한다는 점이다. 무릎 관절 부위의 성장판과 발목 관절의 성장판 부위를 주무르면 키 성장에 도움이 된다.

발바닥을 자극한다

발바닥에는 온갖 신경이 연결되어 있다. 부드러운 잔디나 모래 혹은 자갈 위를 맨발로 걸으면 발바닥이 자극되어 키 성장에 유리하다.

매일 다리를 씻는다

저녁에 빌을 씻을 때 다리도 함께 씻도록 한다. 이왕이면 하반신 목욕이 더욱 좋다. 20분 정도 반신욕을 하며 책을 읽으면 몸에도 좋고 피로도 풀리며 지식 습득도 하는 일석이조의 효과를 얻을 수 있다.

다리에도 햇빛을 쪼인다

식물이든 동물이든 햇빛 없이는 생활할 수 없다. 키 성장을 위해서도 햇빛은 반드시 필요하다. 햇빛을 받아 비타민 D를 합성해야 뼈 성장에 도움이 되기 때문이다.

보폭을 크게 걷는다

아랫배에 힘을 주고 보폭을 크게 해서 다리를 차듯이 걷는다. 이 걸음걸이는 고관절, 무릎 관절, 발목 관절의 성장판을 자극해준다.

나쁜 생활습관

무거운 물건을 오래동안 든다

무거운 가방이나 물건을 오랫동안 들고 다니는 것은 키 성장에 나쁘다. 특히 무거운 가방을 한쪽 어깨에 매는 것은 절대 금물이다. 무거운 짐을 들어야 한다면 배낭 가방에 들도록 한다.

같은 자세로 오래동안 있는다

어떤 자세든 너무 오랫동안 같은 상태로 있는 것은 키 성장에 도움이 되지 않는다. 더구나 다리를 꼬거나 책상다리를 하는 등 다리에 무리가 가는 자세는 더욱 좋지 않다.

굽이 높거나 불편한 신발을 신는다

발에 피로감을 주는 신발은 키 성장에 독이 된다. 발과 다리를 가장 편안한 상태로 두며, 하이힐 등과 같은 굽이 높은 신발은 절대적으로 피한다.

비틀어진 자세로 앉는다

급성장기의 나쁜 자세는 허리가 틀어지는 측만증을 부른다. 수업 시간 동안 한 자세를 유지하고 있어 피곤할 때 쉬는 시간 동안 맨손체조나 훌라후프를 하여 굳어있는 척추를 풀어주도록 한다.

의자에 앉아서 할 수 있는 스트레칭

다음은 의자에 앉아서 할 수 있는 스트레칭 동작이다. 스트레칭은 근육과 관절을 부드럽게 하므로 키 성장에 도움이 된다. 의자에 앉아서 스트레칭을 할 때는 호흡을 자연스럽게 하고 과도하게 몸이 펴지지 않도록 주의하며 시간마다 반복하도록 한다.

깍지 끼고 앞으로 펴기
손가락을 깍지 껴 어깨 높이에서 자연스럽게 앞으로 편다. 20초간 두 번 반복한다.

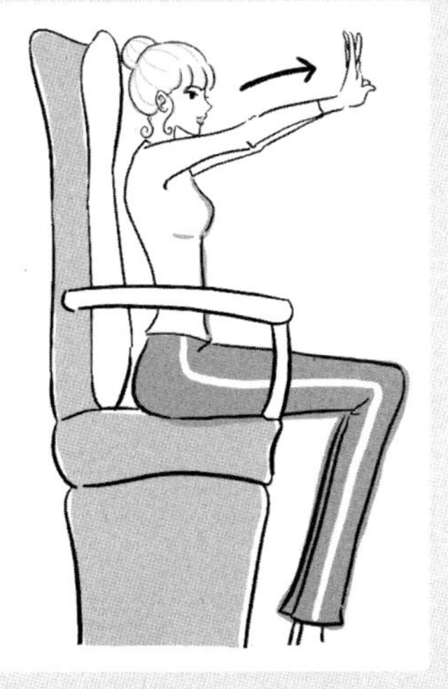

팔꿈치를 머리 뒤 아래로 누르기
한쪽 팔을 머리 뒤로 올린 후 구부린 상태에서 팔꿈치를 아래 방향으로 누르며 30초간 유지한다. 반대편도 동일하게 하며 과도하게 하지 않도록 주의한다.

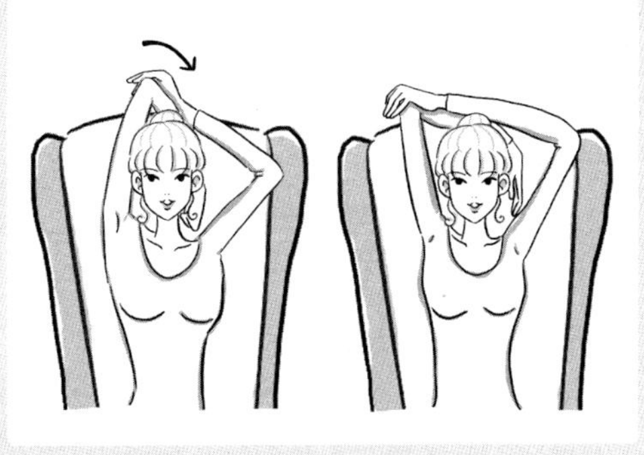

발목 위, 아래로 젖히기

두 발을 바닥에 대고 뒤꿈치를 붙인 상태에서 발가락을 들어올린다. 그 다음에는 발가락을 바닥에 댄 상태에서 뒤꿈치를 가능한 한 높이 들어 올린다. 20회 반복한다.

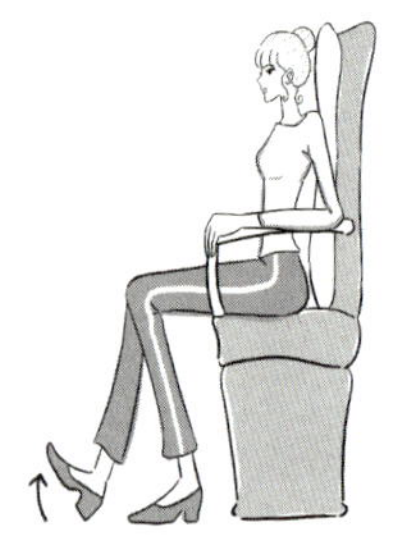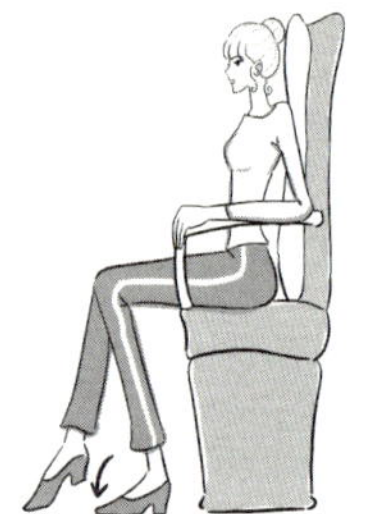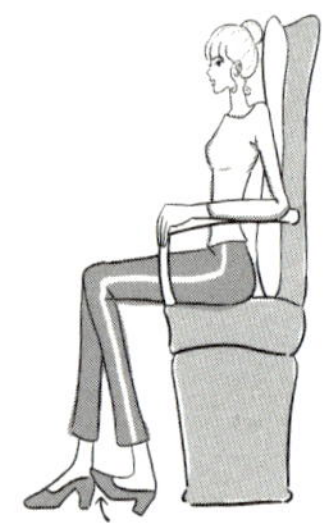

머리 기울이기

왼쪽 손을 오른쪽 머리 위에 위치시킨 후 천천히 왼쪽 어깨로 잡아 당긴다. 반대편도 동일하게 하며 2번 반복한다.

다리 구부리기

왼쪽 무릎을 구부려 가슴 부위까지 올린 상태에서 발목을 아래로 편다. 반대로도 실시하며 20회 반복한다.

다리 들어 올리기

두 손을 깍지 낀 후 왼쪽 다리를 구부려서 가능한 한 가슴쪽으로 잡아 당긴다. 이 자세를 30초간 유지하며 반대편도 동일하게 반복한다. 의자에 앉아 움직이지 않은 상태로 장시간 수업을 받으면 혈액순환이 잘 안 되고 발이 붓는 현상이 나타난다. 이러한 증상을 예방하려면 일정한 시간 간격을 두고 움직이는 것이 좋다.

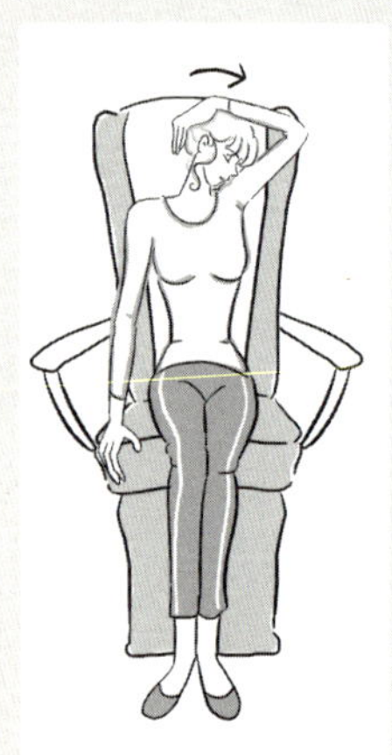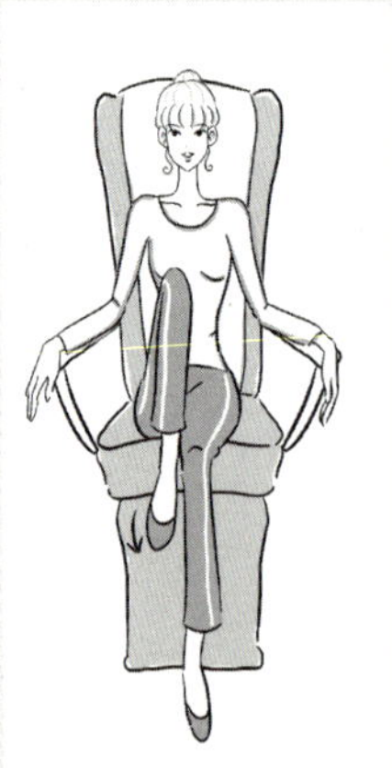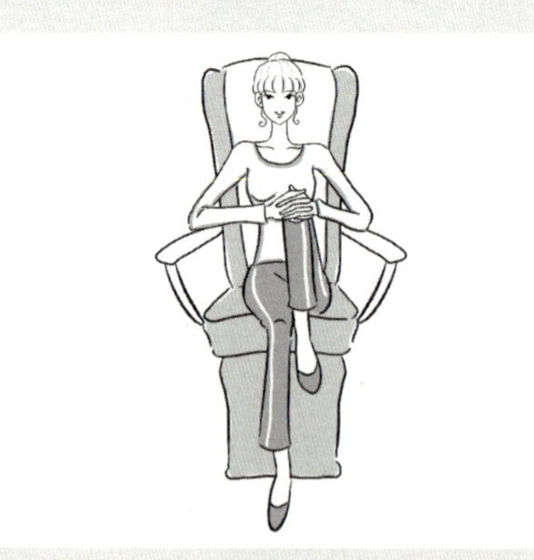

키 성장을 위한 바른 자세

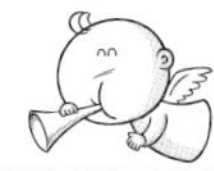

앉아있을 때 자세

- 무릎을 꿇고 앉으면 관절에 무리가 가므로 키가 자라는 데 방해가 된다. 그러므로 가능한 한 의자에 허리를 곧게 펴고 앉는다.

- 앉아 있을 때는 자신도 모르는 사이에 등을 굽히거나 허리를 비틀고 다리를 꼬거나 뻗기 쉽다. 올바른 자세를 유지하기 위해 의자와 책상의 높이도 키에 맞게 조절해야 한다.

- 상체는 자연스럽게 바로 세우고 자신의 키에 맞는 의자에 약간 깊게 앉아 몸의 중심이 골반의 중앙을 지나게 한다. 또한 양쪽 발 끝을 자연스럽게 열고 다리는 바로 하여 평평하게 바닥을 밟도록 한다.

걸음걸이 자세

- 바른 자세로 리드미컬하게 걸으면 뼈, 근육, 관절이 적당히 자극을 받아 성장하는 동시에 바르지 못한 자세도 교정된다.

- 가슴은 펴되 배를 넣고 엉덩이는 뒤로 빼지 말고 성큼성큼 걷는다는 기분으로 걷는다.

- 어깨와 허리를 좌우로 흔들지 말고 가볍게 앞으로 나아가도록 한다. 나쁜 걸음걸이는 장기적으로 질병을 야기할 수 있다. 또한 신체 발육의 기본이 되므로 보행법을 유의하면서 걷는다.

서 있을 때 자세

● 똑바른 자세로 서서 다리는 자연스럽고 가지런히 하고 손은 양쪽으로 늘어뜨리며 눈은 앞을 바라본다.

● 가슴은 부드럽게 펴고 배는 안으로 당기고 어깨를 편 상태에서 내려 온몸의 긴장을 풀고 체중을 약간 앞으로 가도록 하여 편한 자세를 유지한다.

● 서 있는 자세의 무게 중심은 배꼽 아래 10cm 지점이므로 이 곳에 적당한 힘을 주는 습관을 들이면 바른 자세 유지에 도움이 된다.

가방을 멜 때 자세

● 가방은 양쪽으로 메는 것이 좋다. 무거운 가방을 한쪽 어깨로 메면 어깨가 한 쪽으로 기울어질 수 있다. 특히 어린 학생은 무거운 가방이 무리한 부담을 줄 수 있으므로 양쪽 어깨에 번갈아가면서 메는 것이 좋다.

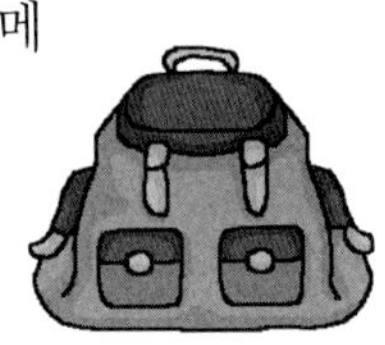

잠 잘 때 자세

● 좌우 허리뼈의 높이가 같도록 한다.

● 너무 무거운 이불을 이용하면 혈액순환에 좋지 않으므로 가볍고 포근한 이불을 덮도록 한다.

● 천장을 보고 누워서 양다리를 10~20도 정도로 벌리고 양손을 적당하게 몸에서 떼어놓는다.

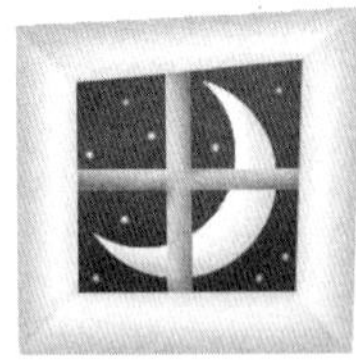

정상적인 다리 자세

● 똑바로 섰을 때 좌우 무릎과 복사뼈가 닿아야 정상이다.

● 정상이라고 해도 좌우 허리 위치가 일직선을 이루도록 주의한다.

● 자신도 모르는 사이에 골반이 비틀어져 다리가 붙지 않을 수 있으므로 항상 자
세가 바른지 체크한다.

다리 똑바로 펴기

● O자 다리나 X자 다리는 체조를 할 때나 평소에 서 있을 때 다리 모양을 주의하
면 충분히 고칠 수 있다. 자세가 교정되면 그만큼 다리가 길어지므로 O자 다리
나 X자 다리는 반드시 교정을 하도록 한다.

O자 다리 교정 자세

● 똑바로 서서 좌우 복사뼈를 붙여보았을 때 무릎이 닿지 않는 사람은 O자 다리
이다.

● O자 다리를 가진 사람은 다리를 항상 안쪽으로 비틀듯이 하여 오른쪽 무릎과
왼쪽 무릎이 조금이라도 닿도록 주의하여 선다.

● 옆에서 봤을 때 좌우 허리뼈의 높이가 같아지도록 자세를 취한다.

X자 다리 교정 자세

● 똑바로 서서 좌우 무릎을 붙였을 때 복사뼈가 닿지 않는 사람은 X자 다리이다.

● X자 다리는 다리를 항상 바깥쪽으로 비틀듯이 하여 복사뼈가 조금이라도 닿도
록 한다.

키에 관한 오해와 편견 속설 베스트

성장호르몬이 분비되는 한 키는 계속 자란다?

성장호르몬은 살아 있는 동안 계속 분비된다. 그러므로 성장판이 열려있을 때 성장을
계속할 수 있다는 말은 옳다. 하지만 성장판이 닫히면 완전히 성장이 멈추게 된다. 하
지만 성장호르몬은 나이가 들어도 분비되며 키 성장이 아닌 피로를 쌓이게 하는 물질
을 제거하는 등 다른 작용을 한다. 결국, 성장호르몬이 분비 되더라도 성장판이 닫히
면 키는 크지 못한다.

매일같이 해주면
도움이 되는 성장혈 마사지

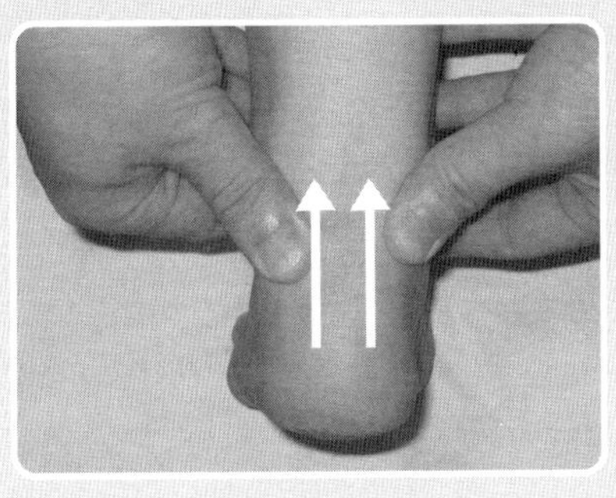

곤륜, 태계, 승산 경근 마사지

발 뒤꿈치의 아킬레스 부분부터 장딴지 쪽으로 엄지손가락과 나머지 네 손가락을 이용해 훑듯이 마사지한다. 아킬레스건 부분은 단단하고 혈류가 머물러 뭉쳐 아플 수 있으므로 처음에는 부드럽게 시작한다. 위로 올라갈수록 점점 강도를 더하면서 좌우 각 5~6회 반복해서 한다.

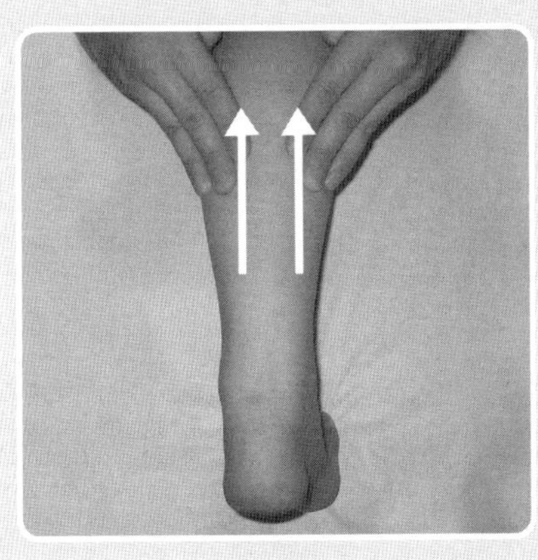

비양, 승산 경근 마사지

양손의 검지부터 새끼손가락까지 네 손가락을 모아 장딴지 중간 부분에 밀착한다. 아래에서 위로 조금씩 힘을 주면서 천천히 올라가며 꾹꾹 눌러주며 좌우 각 5~6회 반복한다. 이 마사지는 다리 근육을 풀고 균형을 잡아줌으로써 다리가 가늘어 보이게 하는 효과를 얻을 수 있다.

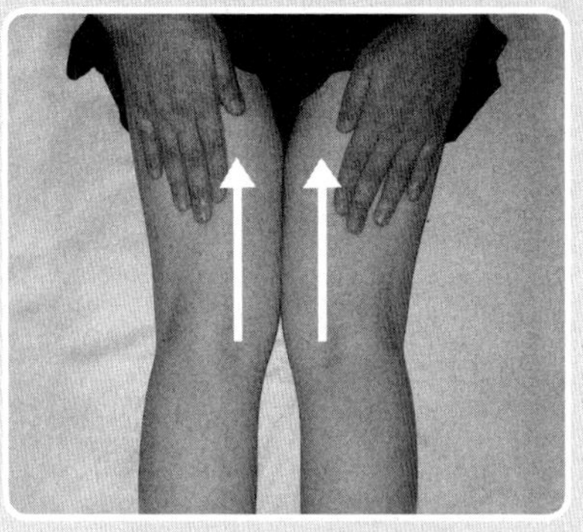

위중, 승부 경근 마사지

허벅지 뒤쪽 중앙 부분이 몸의 에너지가 모이는 차크라라는 부위이다. 무릎 안쪽에서 이 차크라를 잇는 선이 다리의 에너지가 흐르는 곳이다. 이곳을 따라 가운데 세 손가락으로 엉덩이 쪽을 향해서 살을 끌어당기듯이 마사지한다. 좌우 각 5~6회씩 실시한다.

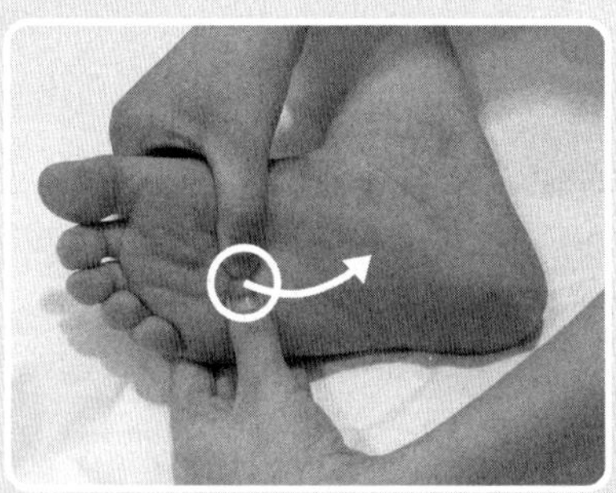

용천혈 마사지

먼저 발목과 발가락을 천천히 돌려 풀어준다. 양손 엄지손가락을 맞대어 발바닥의 한가운데부터 세게 당기듯이 마사지한다. 양쪽 발에 각각 10회 정도 실시한다.

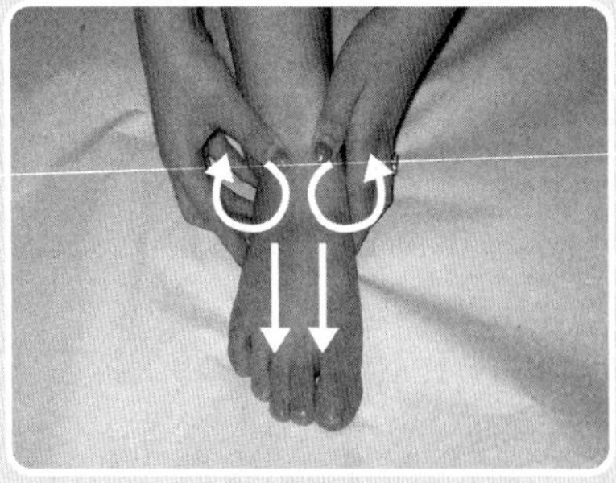

조해, 해계, 상구혈 자극 마사지

각 발가락 사이부터 발등을 향해 임파액을 흘려 보낸다는 느낌으로 양손으로 가볍게 문지른다. 복사뼈 주위는 안쪽부터 바깥쪽으로 원을 그리며 누른다. 각 5~10회 반복한다.

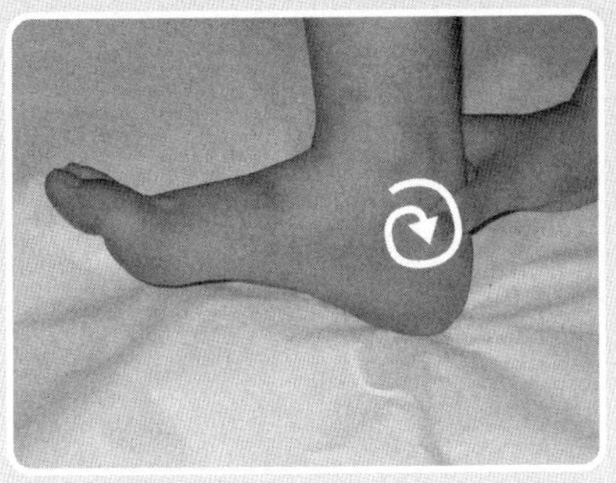

곤륜, 태계혈 누르기

엄지손가락을 눕혀 원을 그리면서 발뒤꿈치 전체 구석구석을 꾹꾹 천천히 눌러준다. 이렇게 하면 피로와 냉증 개선에도 효과가 있다. 바깥쪽도 동일하게 누르면서 좌우 각각 10~20회 정도 반복한다.

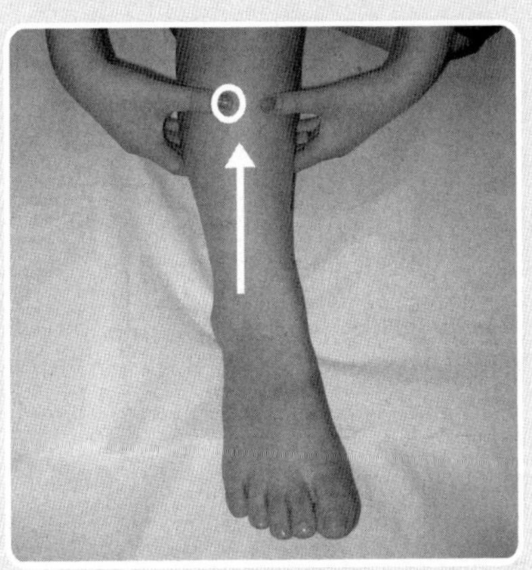

족삼리, 상거허, 하거허 경근 마사지

양손의 엄지손가락을 모아 정강이 바깥쪽 근육을 따라 발목에서 무릎뼈 아래까지 꾹꾹 누르듯이 문지른다. 발목부터 무릎뼈까지 일직선을 긋는다고 생각하고 마사지한다. 좌우 각각 5회 반복한다.

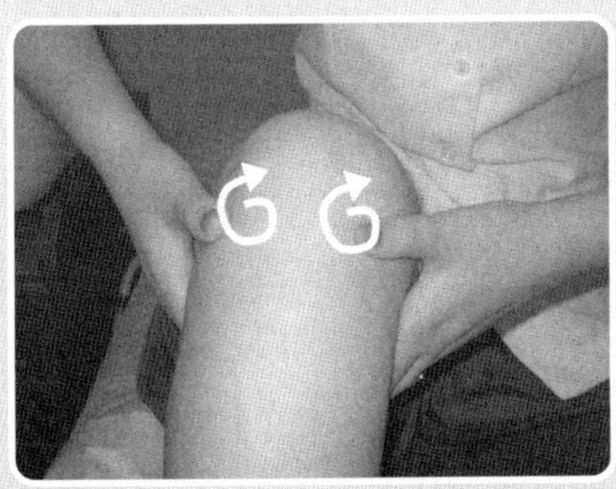

슬안혈 성장판 자극 마사지

무릎뼈의 혈관 주변을 엄지손가락으로 작은 원을 그리면서 아래쪽에서 위쪽으로 마사지한다. 임파액이 고이기 쉬운 부분이므로 천천히 신경 써서 마사지 한다. 원을 그리는 동작이 작을수록 효과가 크다.

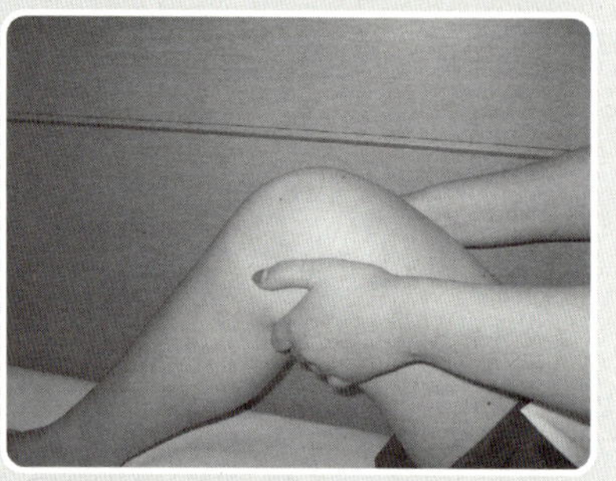

양릉천, 음릉천, 위중혈 경근 마사지

무릎 뒤쪽의 움푹 팬 곳에 엄지손가락을 뺀 나머지 좌우의 손가락을 갖다 댄다. 무릎에 힘을 빼고 손에 힘을 주어 위로 짧게 끌어올렸다가 놓는다. 좌우 각각 5회 반복한다.

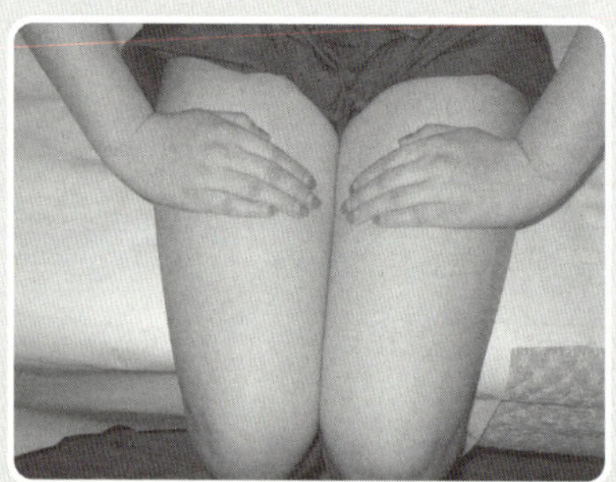

복토 경근 마사지

의자에 살짝 걸터앉아 허벅지와 몸통을 연결하는 부분(샅)의 움푹 들어가는 임파절에 엄지손가락을 제외한 나머지 손가락을 대고 안으로 집어넣는 느낌으로 천천히 3초간 눌렀다 3초간 뗀다. 동작을 5회 반복한다.

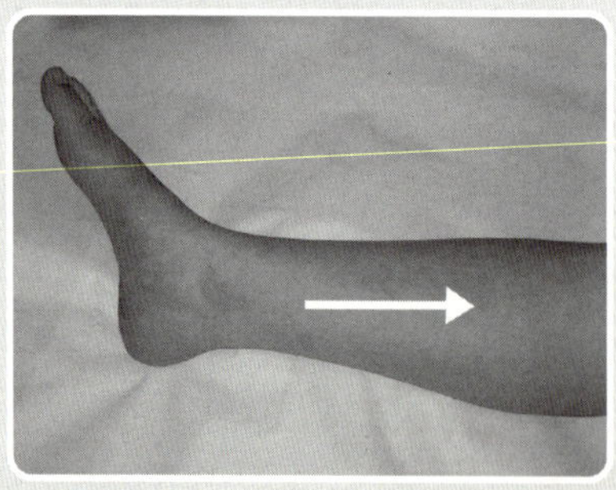

삼음교, 음릉천 경근 마사지

장딴지를 아래에서 위로 양손으로 조이듯 문지른다. 발목 위로 15cm 정도 떨어진 부분은 임파액이 잘 고이는 부위이므로 정성을 들여서 마사지한다. 내외 측을 번갈아 가면서 좌우 각각 10~20회씩 반복한다.

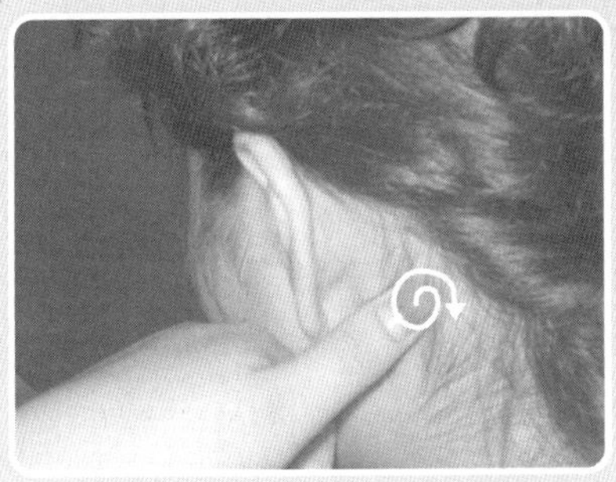

예풍혈 마사지

예풍혈은 귀 바로 뒤에 있는 유양돌기와 아래턱 뒤 사이에 오목하게 들어간 부분의 중간 지점이다. 엄지 지문부로 머리 중앙 방향으로 약간 강하게 10초 동안 5회 반복하여 지압한다.

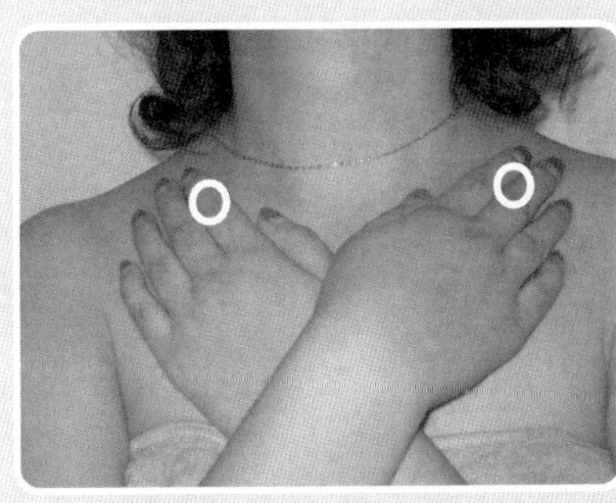

결분혈 자극 마사지

쇄골의 움푹 들어간 부분에 있는 임파절을 엄지손가락을 제외한 나머지 네 손가락으로 지그시 누른다. 3초간 눌렀다가 3초간 떼는 것을 5회 반복한다. 팔을 X자로 교차시키면 편하게 할 수 있다.

Q 성장호르몬만이 성장에 절대적 요소입니까?

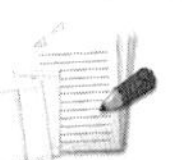

A 성장호르몬이 충분히 분비되어도 영양에 문제가 있으면 키가 자랄 수 없습니다. 또한 운동에 의한 자극이 전혀 없으면 키가 자란다 해도 뼈가 약하여 부러지기 쉽습니다.

뼈의 발육을 건축에 비유하면 이해하기 쉽습니다. 성장호르몬은 못이나 시멘트에, 단백질이나 칼슘 등의 영양소는 철근이나 목재에 해당합니다. 못이나 시멘트가 아무리 많아도 철근이나 목재가 없으면 건물이 완성되지 않듯이, 그리고 철근이나 목재가 약하면 부실 공사가 되듯이 뼈의 발육이 부진하면 성장이 제대로 이루어지지 않습니다.

인체는 복잡하기 이를 데 없는 정밀한 유기체입니다. 신체가 건강하게 잘 자라기 위해서는 단백질이나 칼슘뿐 아니라 그 영양소를 유효하게 작용시키기 위한 비타민과 효소도 필요합니다. 결국, 키 성장을 위해서는 음식물로 섭취해야 하는 영양분이 필수적이라는 결론입니다.

아래 그림은 신장 증가의 메카니즘에 대한 설명입니다.

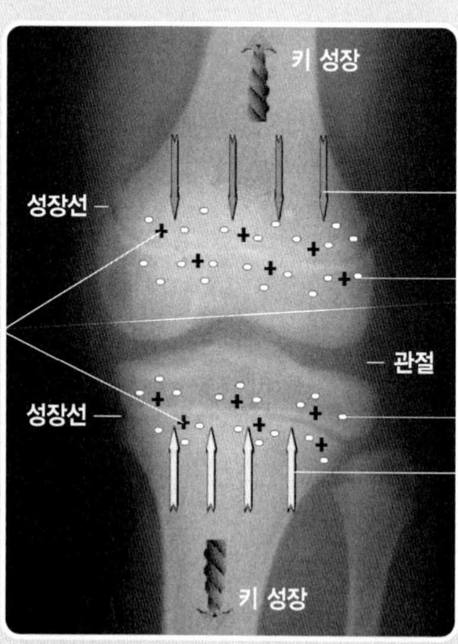

Q 성장과 운동은 무슨 관계입니까?

A 운동은 영양, 정서적인 요인과 함께 성장을 결정하는 3대 요소입니다. 과거 우리 세대 부모님들이 자랄 때는 식량이 부족하여 영양의 불균형이 성장을 방해하는 중요한 원인으로 작용하였습니다. 그러나 오늘날은 청소년들의 운동 부족이 성장에 좋지 않는 영향을 줍니다. 요즈음은 체육 시간을 제외하면 청소년들이 운동을 하는 모습을 보기가 어렵게 되었습니다.

운동이 성장에 미치는 영향은 25% 정도 된다고 합니다. 현재 키가 자라지 않아 고민하는 청소년들의 사례를 분석해보면 보고된 수치보다 훨씬 운동이 부족한 것을 알 수 있습니다. 운동 부족은 편식과 같은 영양 불균형보다 키 성장을 방해하는 데 월등히 많은 비중을 차지하고 있습니다.

도대체 운동의 어떤 면이 키 성장에 영향을 줍니까? 운동은 순환과 신호로 요약할 수 있습니다. 운동은 심폐기능을 강화시켜 혈액 순환을 원활히 하고, 구심성 신경을 자극하여 뇌로부터 모든 장기나 조직에 적절한 신호를 보내는 역할을 합니다. 따라서 우리 몸이 항상성을 잘 유지하게 해주고, 정신적인 긴장과 스트레스를 해소하여 정신건강에 도움을 주며, 균형 잡힌 건강을 영위할 수 있도록 해줍니다.

운동 부족으로 이러한 역할이 제대로 이루어지지 않으면 영양 상태가 불균형하지 않아도 심신의 건강에 적신호가 발생하고, 청소년들에게는 성장발육에 악영향을 미치게 됩니다. 그러므로 키가 더 크기를 원하는 청소년들과 자녀들은 운동을 바로 알고, 또 어떻게 운동을 해야 하는지에 관해 정확한 지식을 가져야 합니다.

운동! 이렇게 하면 효과 두 배

사실 무슨 운동을 해야 키가 큰다는 정설은 없습니다. 자신이 즐겁고 신나게 할 수 있는 운동, 하고 나면 개운해지는 운동을 하면 됩니다. 그리고 근육을 풀어주고 스트레칭을 해주는 준비운동과 정리운동이 중요합니다.

우리 몸에서 자연 분비되는 성장호르몬의 양은 운동의 강도, 시간, 방법, 시기, 몸이 단련된 정도에 따라서 많은 차이가 납니다. 운동을 할 때 성장호르몬 변화를 측정해 보면 가만 있을 때보다 최고 25배까지 분비량이 증가합니다.

운동을 하지 않는 청소년들보다 규칙적으로 운동을 하는 청소년들이 키가 잘 자라는 것은 운동이 성장호르몬 분비량을 늘임과 동시에 성장판을 자극해서 뼈를 성장하게 하고 근육의 단백질 합성을 촉진하기 때문입니다. 즉, 뼈와 근육을 동시에 성장할 수 있도록 작용하기 때문입니다.

운동을 할 때는 성장호르몬을 분비하게끔 강도를 조절하여야 합니다. 운동을 무리하게 하거나 준비 운동 없이 갑작스럽게 하면 신체에 부담을 주어 성장판에 손상을 일으킬 수가 있습니다. 반대로 운동을 전혀 하지 않거나 강도가 너무 약하면 적절한 자극이 되지 않으므로 효과를 기대할 수 없습니다.

이런 점을 고려할 때 배구, 농구, 달리기처럼 뛰어오르는 동작(슬관절의 성장판을 자극)이 많은 운동을 자주 하면 키 성장에 도움이 됩니다. 하지만 특정 종목 운동에 매달리기보다는 어떠한 운동이든 알맞게 조절된 규칙적인 운동을 함으로써 성장판을 자극하는 것이 키 성장에 더 도움이 됩니다.

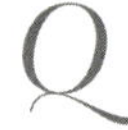 휜 다리에 대해 알고 싶습니다 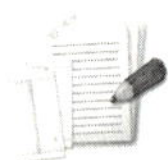

어떤 다리가 휜 다리입니까?

엑스레이를 이용해서 확인하며, 무릎은 물론 고관절, 골반 등 하지 전체에 관한 분석이 필요합니다. 쉽게 알아보는 방법으로는, 발끝을 모으고 설 때 다리 사이가 벌어지거나 무릎뼈가 안쪽으로 향해 있다면 일단 O형 휜 다리로 생각할 수 있고, 무릎은 붙는데 발을 모을 수 없다면 X형 휜 다리로 판단할 수 있습니다.

왜 다리가 휩니까?

다리가 휘는 원인은 매우 다양합니다. 유전이나 인종적인 차이 또는 질병으로도 다리가 휠 수 있습니다. 아직 밝히지 못한 부분도 있지만 후천적인 원인 중 가장 중요한 것은 생활습관이나 자세에 의한 것으로 알려지고 있습니다.

특히 동양의 좌식 생활은 골반 옆에 있는 고관절의 내회전 변형을 유발해 휜 다리가 되게 하는 데 결정적인 영향을 미칩니다. 좌식 생활을 하지 않는 중국, 필리핀 등의 여성들이 동양인이면서도 다리가 서양인들처럼 곧은 것이 이 사실을 입증하는 좋은 예입니다.

휜 다리를 치료하면 체형을 바꿀 수 있습니까?

다리가 휘면 골격계의 인체역학적인 관계가 변화되면서 전신 체형의 변화도 동반됩니다. 먼저 고관절의 외회전근이 약화되면서 엉덩이가 처지는 현상이 뚜렷해집니다. 휜 다리를 치료하면 엉덩이가 보기 좋게 올라가는 것은 이런 문제가 해결되는 까닭입니다. 또한 골반이 넓다고 생각하는 여성들의 상당수가 고관절이 안쪽으로 돌아가서 '대전자'라는 부분이 돌출되어 있는데, 휜 다리를 치료하면 자연스럽게 이러한 체형도 다듬어집니다.

조금이라도 휘면 치료를 받아야 합니까?

여성의 경우 다리 위, 아래의 뼈가 만드는 각이 -0.5도에서 3.1도까지일 때를 정상인 다리로 보는데 이 수치보다 크면 O형 휜 다리, 작으면 X형 휜 다리로 판단합니다. 이 범위를 넘어선다면 미용상으로도 보기 좋지 않을 뿐 아니라 관절에 과도한 부담을 주어 관절의 퇴행성 변화를 유발하기 때문에 치료가 필요합니다.

다리가 휘었는지를 쉽게 확인하는 방법으로 다리를 모으고 서서 무릎 사이가 2cm 이상 벌어지면 정상 범위를 벗어나 있다고 생각하면 됩니다.

미용상의 목적 외에도 치료가 필요한 다른 이유가 있습니까?

휜 다리는 미용상 이유뿐 아니라 의학적인 원인으로도 치료가 필요합니다. 뼈가 성장하고 있다면 관절에 나쁜 영향을 미칠 뿐 아니라 성장판에 전달되는 자극이 불균형하게 되고, 따라서 뼈의 성장 역시 균형을 잃어 휜 다리가 더 심하게 휘는 악순환이 벌어지기 때문입니다. 또한 성장판에 문제가 생기면 청소년의 키 성장이 충분히 이루어지지 못합니다. 성인들은 휜 다리가 관절에 부담을 증가시키면서 관절의 퇴행성 변화를 가속화하므로 남들보다 관절염을 일찍, 심하게 앓게 됩니다. 관절에서 휜 각도가 5도 증가하면 관절에 가는 부담이 50% 증가합니다.

어린아이들의 휜 다리도 치료해 주어야 합니까?

➡ 만 2~3세까지는 생리적 내반슬(O형 휜 다리) 시기이며, 6~7세경까지는 생리적 외반슬(X형 휜 다리) 시기입니다. 이 시기의 O형 휜 다리, X형 휜 다리는 정상적인 것이므로 치료 대상이 아닙니다. 물론 이 연령대에서 벗어났거나 정도가 심하다면 전문의와 상담을 해야 합니다.

다리뼈가 휜 경우 수술 없이 치료할 수 있습니까?

➡ 다리뼈가 심하게 휘어졌으면 수술을 고려해야 합니다. 그러나 대부분의 휜 다리는 자신이 생각하는 것처럼 뼈가 휘어지기보다는 관절이 잘못 정렬된 결과이므로 위험 부담이 따르는 수술을 꼭 해야 하는 경우는 많지 않습니다.

뼈의 올바른 정렬과 정상 관절가동역, 그리고 근력의 균형을 회복하기 위해 전기자극 근육 치료, 수기관절 치료, 초음파 치료, 공기압 치료 등을 이용하는데 근육강화운동, 근육신장운동의 역할이 중요합니다. 30세 이전에 치료할 때에는 여성은 60~70%가 성공률을 보이고, 남성은 50% 이하에서만 만족스러운 결과를 얻습니다.

정상적 다리와 O·X형 휜 다리

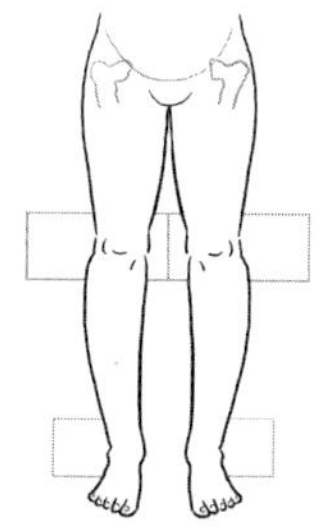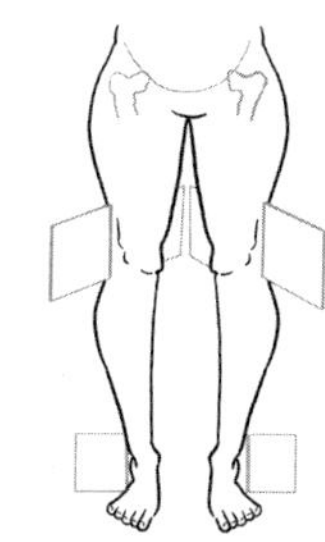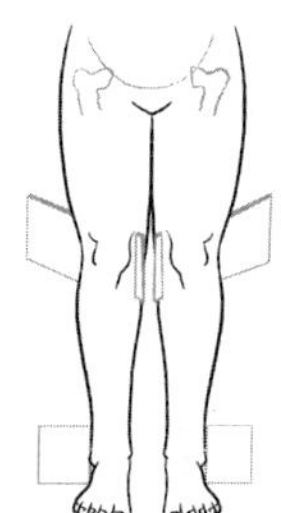

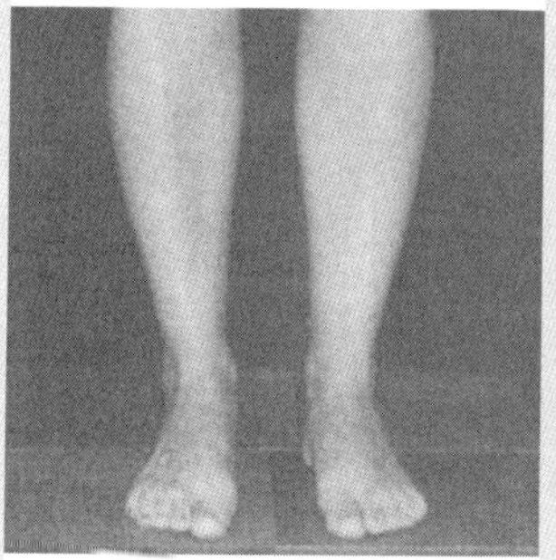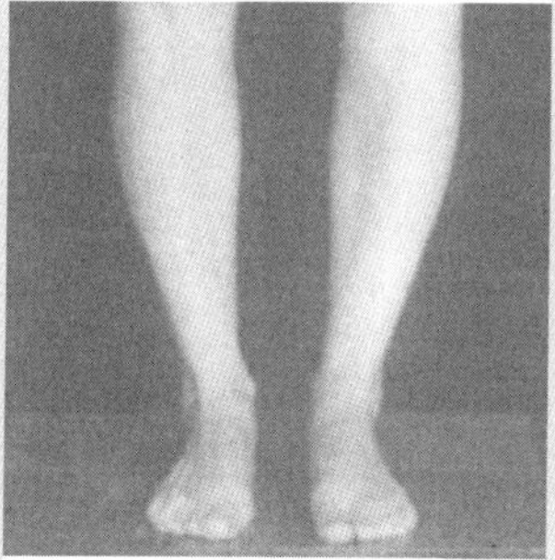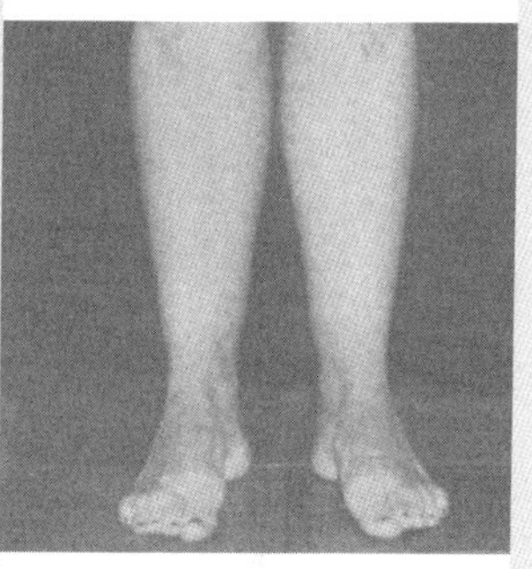

정상 다리 교정법

위 사진은 정상적인 고관절의 상태와 정상적인 뼈의 정렬 상태로 문제가 없는 곧은 다리이다. 체중이 중력과 같은 방향으로 위에서 아래로 즉, 고관절을 지나 발목으로 전달되는데, 무릎은 이 고관절과 발목을 연결한 직선 위에 위치해야 한다. 사진처럼 다리가 곧아야 키 성장이 정상적으로 이루어지고 롱다리가 된다. 다리가 O·X형으로 휘면 키 성장에 문제가 생긴다.

O형 휜 다리 교정법

위 사진은 고관절이 안쪽으로 돌아가면서(내회전 변형) 무릎 관절이 바깥쪽으로 향하게 하는 힘을 만들어 O형 휜 다리가 되는 기전을 보여 주고 있다.
고관절의 내회전 변형 때문에, 그리고 무릎이 체중이 지나가는 선의 바깥쪽에 위치하기 때문에 O형 휜 다리가 되고 정면을 향해야 하는 무릎 앞쪽의 동그란 뼈(슬개골)도 안쪽으로 몰려 미용상 흉하게 된다.

X형 휜 다리 교정법

위 사진은 고관절이 외회진 변형되고 무릎관절이 안쪽으로 향하게 하는 힘을 만들어 X형 휜 다리가 되는 기전을 보여 주고 있다.
고관절의 외회전 변형 때문에, 또한 무릎이 체중이 지나가는 선의 안쪽에 위치하기 때문에 X형 휜 다리가 되고 정면을 향해야 하는 무릎 앞쪽의 동그란 뼈(슬개골)도 바깥쪽으로 몰려 미용상 더욱 흉하게 된다.

O형 다리 교정법

발꿈치를 붙이고 섰을 때 양 무릎이 벌어져서 닿지 않을 때를 O형 휜 다리라고 한다. 무릎 관절이 이상하게 된 상태라 그 정도가 심할수록 키가 더욱 작게 보인다.

❶ 똑바로 서서 허리를 편다. 엉덩이에 힘을 주고 똑바로 선다.
❷ 천천히 무릎을 구부리는 것을 10회 반복한다. 최대한 몸을 낮추어야 효과적이다.
❸ 허리를 똑바로 펴고 한쪽 다리를 펴고 앉는다. 다른 쪽 다리는 굽혀 발끝을 몸쪽으로 끌어 당긴다.
❹ 뻗은 다리 쪽으로 몸을 굽혀 발을 잡는다. 반대쪽도 실시하면서 10회 이상 반복한다.

X형 다리 교정법

무릎을 붙이고 섰을 때 발꿈치가 닿지 않을 때를 X형 휜 다리라고 한다.

❶ 허리를 펴고 앉은 다음 두 발바닥을 붙이고 좌우 무릎을 눌러준다.
❷ 두 발바닥을 붙이고 윗몸을 앞으로 숙여 바닥에 댄다.
❸ 옆으로 서서 책을 쌓고 그 위에 엄지발가락 밑에 있는 발바닥 근육을 걸친 후 30초간 똑바로 선다.
❹ 두 발끝을 바닥과 직각이 되도록 한 다음 팔을 허리 뒤로 갖다 댄 채 왼발을 편다. 10회 반복한다.
❺ 왼발을 허리로 잡아당기는 동시에 오른발 뒤꿈치를 미끄러트리면서 왼쪽 무릎 안쪽을 바닥에 붙인다.

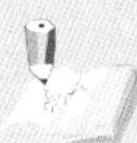

어느 정도 길이의 다리가 롱다리인가?

한국에서는 대체로 상체와 하체의 비율을 5 : 5로 보고 있는데, 하체 비율이 50%를 넘어가면 롱다리로 볼 수 있다.

그렇다면 정확히 다리는 어디에서 어디까지일까? 고관절의 제일 상단을 시작점으로 하고 발이 지면에 닿는 부분을 끝점으로 하는 부위가 바로 다리 길이이다.

정말로 키 큰 사람은 싱거울까?

우스개 소리로 하는 말이지만 근거가 없는 것은 아니다. 싱겁다는 것은 다르게 말해 성격이 예민하지 않고 원만하다는 것을 의미한다. 즉, 나쁜 상황을 접해도 스트레스를 받지 않고 긍정적인 사고로 쉽게 넘겨 버릴 수 있는 성격이라는 말이다.

예민한 사람은 작은 소리에도 잠에서 깨는 일이 흔하다. 또한 조그만 일도 쉽게 넘어가지 않는다. 이것은 정신적으로 스트레스를 많이 받는다는 의미다. 스트레스가 성장에 좋지 않다는 근거를 바탕으로 할 때 '키 큰 사람이 싱겁다.'는 말은 충분히 납득할 수 있다.

자는 동안 일어나는 신체 변화 중 중요한 하나가
신체 발달과 조절 및 유지에 중요한 호르몬 변화이다

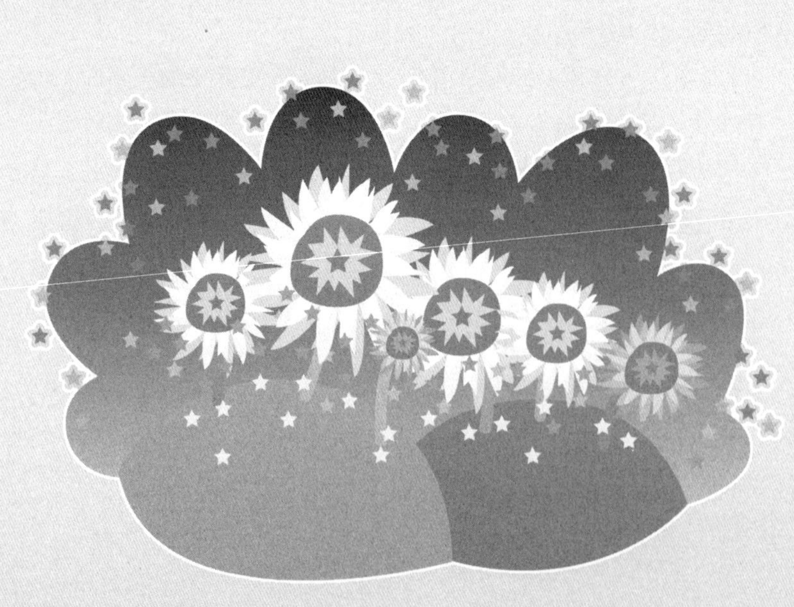

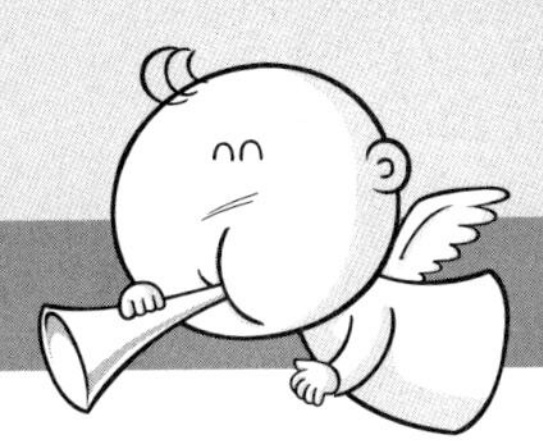

제 6 장

잠을 자는 동안 이루어지는 키 성장

성장에 도움이 되는 수면습관 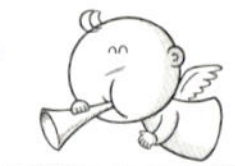

밤 10시 이전에 잠자리에 든다

사람은 하루 3분 1 정도의 시간을 자는 데 사용한다. 그만큼 잠은 사람에게 중요한 일과이다. 자는 동안 일어나는 신체 변화 중 중요한 하나가 신체 발달과 조절 및 유지에 중요한 호르몬 변화이다.

특히 사춘기 신체 발달에 중요한 성장호르몬은 밤에 잠을 잘 때 분비되는 양이 70%에 달한다. 수면을 시작한 지 1~2시간 후 깊은 잠을 잘 때(보통 12시~1시) 가장 많이 분비되므로 10시 이전에는 잠자리에 드는 것이 바람직하다(63쪽 성장호르몬 분비 패턴 그림 참고). 그러나 우리나라 대부분 청소년들은 입시 때문에 밤 늦게까지 공부하므로 일찍 잠 자는 것이 곤란하다. 그러므로 할 수 있는 한 청소년들은 균형 잡힌 식생활과 규칙적인 운동을 하는 것은 물론 밤늦게까지 컴퓨터 게임이나 채팅, TV 시청 등으로 늦은 시간에 잠자리에 들지 않도록 수면 패턴을 관리하는 것이 필요하다.

숙면은 키 성장을 위한 약

성장호르몬은 깊은 숙면을 할 때에 가장 많이 분비되므로 잠자리에 드는 시간뿐 아니라 수면의 질 역시 중요하다. 얼마 전에 우리나라에서 보고한 연구결과에 따르면, 수면상태에서 저신장 아동군의 성장호르몬 농도는 4.1 ± 0.5ng/ml로 정상아동군의 5.8 ± 0.6ng/ml에 비해 현격히 낮았다. 이것은 숙면이 얼마만큼 성장에 중요한가를 보여주는 사례이다. 그러므로 늦은 시간에 잠자리에 든다든가, 숙면을 하지 못하는 수면장애가 있으면 그것을 바로 잡아주는 노력이 필요하다.

평균 수면과 수면 효율성 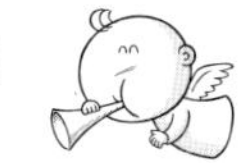

나이에 따른 평균 수면 시간

나이에 따른 평균 수면 시간은 다음과 같다. 그러나 신체적 특성이나 매일의 몸 상태 등 여러 가지 변수가 있기 때문에 이에 관한 이상적이며 과학적인 기준은 없다. 보고에 따르면 정상 성인의 2/3가 7~8.5시간을 자지만, 짧게 자는 사람은 4~5시간, 길게 자는 사람은 9~10시간으로 개인별 차이가 많다고 한다.

▶ 정상적인 수면시간

1개월 신생아	20~22시간
6개월 아기	12~17시간
청소년	7~8시간

수면 효율성

잠자리에 드는 시간도 중요하지만 숙면을 하는 것도 성장에 중요한 영향을 미친다. 일반적인 수면 건강과 관련해서 볼 때 수면의 양보다 수면의 질이 정신과 신체 건강에 훨씬 중요하다. 수면 효율성은 얼마나 효과적인 잠을 잤는지를 수치로 나타내는 것인데, 계산 방법은 다음과 같다.

> (순수하게 잔 시간 − 잠자리에 누워 있던 시간)×100(%)

일반적으로 위 계산 결과 85%가 안 되면 수면 효율성이 적은 것으로 보지만, 자신이 생활하는 데 불편함을 느끼지 않는다면 문제가 되지는 않는다.

수면장애란 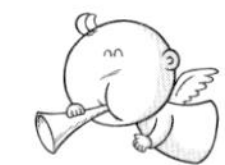

수면장애란 잠을 자는 동안에 나타나는 병적인 상태를 말하며, 잠에서 깨어나면 사라지기 때문에 스스로 별다른 증상을 느끼지 못 한다.

만족스러운 잠을 이루지 못하게 하는 수면장애는 현대사회의 가장 고통스런 질병 중 하나로 자리하고 있다. 특히 학업으로 스트레스를 받는 청소년들에게 빈번하게 볼 수 있다.

수면 패턴은 성장하면서 변화하게 마련이다. 예를 들어 1~7세 사이 아동일 때는 어느 정도 악몽을 꾸거나 수면보행장애(몽유증)을 보이기도 하고, 50대가 되면 하룻밤에 2~3회 정도 깨기도 한다. 그러나 이러한 현상은 정상적이며 흔한 것이다. 이외에도 수면장애 증상들은 정상적인 사람에게도 때에 따라 일어날 수 있다.

수면 부족의 영향

성장호르몬의 분비가 감소된다

하루 동안 분비되는 성장호르몬의 양은 70%가 밤에 자는 동안 나온다. 따라서 수면 부족은 정상적인 성장호르몬 분비를 감소시켜 성장을 방해한다.

정신적 활동 능력이 떨어진다

평소보다 4시간을 자지 못하면 우리 몸과 두뇌의 반응 속도는 45% 정도 느려진다. 또한 하룻밤을 전혀 자지 않고 밤을 꼬박 새우면 반응 시간이 평소의 두 배로 길어진다. 따라서 즉흥적인 반응이나 재치, 순발력, 창의력 등을 요구하는 직업에 종사하는 사람은 충분한 숙면을 해야 한다.

우울하고 짜증이나 화를 잘 낸다

지속적으로 며칠 간 잠을 자지 못하면 지각과 판단력이 흐려지고 심리적으로 안절부절못하며 공격심이 증가한다. 또한 마음이 침울해져서 평소에 즐기던 오락에도 관심이 없어진다. 잠을 완전히 빼앗긴 개가 대략 13일 후에 죽고 강아지들이 6일째에 죽었다는 사실은 잠의 중요성을 말해준다.

숙면을 위한 주의사항 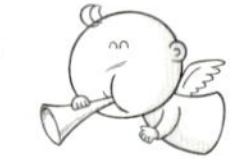

❶ 카페인은 흥분 작용을 하므로 취침 4~6시간 전에는 카페인이 들어간 음식(커피, 콜라, 초콜릿)을 먹지 않는다.

❷ 니코틴 역시 흥분제이므로 취침 시간 전에는 담배를 피우지 않는다.

❸ 알코올은 쉽게 잠자리에 들게는 하지만, 수면 도중 자주 깨도록 하기 때문에 자기 전에 상습적으로 술을 마시는 것은 좋지 않다.

❹ 가벼운 간식을 먹는 것은 잠이 드는 데 도움이 된다. 그러나 자기 전에 너무 많은 양의 음식을 먹으면 소화장애로 수면을 방해받으므로 가급적 적당히 먹는다.

❺ 취침 3~4시간 전에는 운동을 심하게 하지 않는 것이 좋다. 하지만 오후 늦게 규칙적인 운동을 하는 것은 숙면을 하는 데 도움이 된다.

❻ 침실 환경은 조용하고 어두우며 적당한 온도를 유지하는 것이 좋다. 요는 어느 정도 두꺼운 것이 좋으며 이불은 얇고 가벼운 것이 좋다.

❼ 잠자리에 들기 전에 40도 정도의 뜨겁지 않은 온도로 목욕을 하면 심신의 긴장을 풀어주어 숙면에 도움이 된다.

잠을 부르는 음식 vs 잠에 해로운 음식

잠을 부르는 음식

마늘차 : 심한 피로를 없애준다.

마늘은 혈액의 흐름을 좋게 하고 몸을 따뜻하게 해서 잠이 잘 들게 한다. 또한 불면증의 원인이 되는 심한 피로감을 없애준다. 불면증으로 고민하는 사람에게는 마늘 차가 효능이 있지만 자극이 강해 위장이 약한 사람에게는 무리가 가므로 너무 많이 마시지는 않도록 한다.

우유스프 : 신경을 진정시켜 준다.

최근 아미노산이 만드는 세로토닌이라는 물질이 뇌를 진정시켜 주는 작용을 한다는 사실이 알려졌다. 이 세로토닌이 풍부하게 함유되어 있는 대표적인 식품이 바로 우유이다. 우유는 신경을 진정시키는 작용도 하므로 불면증을 덜어주는 이상적인 음료이다. 자기 전에 마시면 숙면을 할 수 있다.

생양파 : 쉽게 잠이 들게 한다.

양파는 신경을 안정시키고 잠을 잘 자도록 해주는 성분이 있다. 잠을 잘 이루지 못하는 사람이라면 저녁 식사 때 생양파를 먹는 것이 좋다. 물에 씻으면 점액과 향기가 없어지므로 불면증 때문에 양파를 먹을 때는 물에 씻지 말고 먹는다. 잘게 썬 양파를 머리맡에 두면 잠을 잘 부를 수 있다.

차조기 차 : 정신적인 불안을 가라앉힌다.

차조기는 신경을 안정시키고 정신적 불안을 가라앉히는 작용을 해서 생약으로도 쓰인다. 신경이 날카롭고 잠을 잘 이루지 못하는 사람이 차조기차를 잠들기 전에 먹으면 수면에 효과가 있다.

마 열매 달인 물 : 신경을 안정시킨다.

마의 열매는 기침을 멎게 하고 통증을 가라앉히고 신경을 안정시키는 효과가 있다. 잠이 잘 오지 않을 때 마 열매 달인 물을 마시면 쉽게 잠이 든다. 잘 말린 마 열매(생약명은 '마자인') 10g에 물 3컵을 붓고 양이 반으로 될 때까지 달인다. 이것을 하루 3회 매 끼니 사이에 사흘 동안 계속해서 마신다. 단, 중독성이 있으므로 장기간에 걸친 복용은 피해야 한다.

달래차 : 잠자기 전에 마시면 수면을 돕는다.

'수채엽'이라고 불리는 달래는 옛날부터 불면증에 효과가 있다고 알려져 왔다. 잎과 뿌리에 모두 약효가 있으므로 그대로 먹어도 좋지만 뿌리로 차를 만들어 마시면 더욱 효과가 있다. 깨끗하게 씻은 달래 뿌리 5g 정도를 끓여서 잠자기 전에 한 잔 마시면 수면에 도움을 얻을 수 있다.

호도페이스트 : 불면증이나 노이로제에 효과가 있다.

호도는 활기가 없어지거나 쉽게 피로를 느낄 때 몸과 마음에 모두 기운이 나게 하는 작용을 한다. 불면증이 있는 사람은 호도와 검은깨, 뽕잎을 찧어 만든 페이스트를 먹으면 효과가 있다. 이 외에도 호도는 노이로제를 덜어주는 데 효과가 있다.

그밖에 효과가 있는 식품

불면증에는 생선, 흑설탕, 호박이 효과가 있다. 노이로제나 히스테리가 있어서 잠을 이루지 못하는 사람에게는 백합 뿌리가 좋다. 백합 뿌리 60~90g에 꿀 2큰술을 넣어 부드러워질 때까지 찐 다음 잠자기 전에 조금 먹도록 한다. 샐러리즙도 효과가 있는데, 샐러리를 강판에 갈아 적당한 양의 꿀을 넣고 뜨거운 물을 부어서 마신다. 가슴이 두근거려서 잠을 이루지 못하는 사람이나 고혈압에 불면증인 사람에게는 연꽃 열매의 심 부분 4~5g을 달여서 차 대신 마시면 효과가 있다.

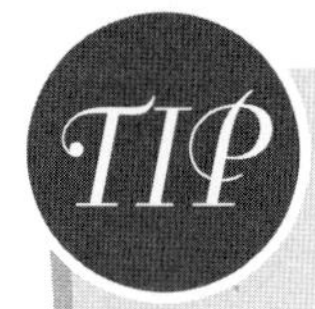

잠에 해로운 음식

카페인

중추신경계에 작용해 각성 수준을 높여주는 흥분제(혹은 각성제) 역할을 하는 식품이 있는가 하면, 반대로 각성 수준을 낮춰 졸리고 조용하게 만드는 진정제 역할을 하는 음식도 있다. 이중에서 불면증을 초래하는 것은 각성 수준을 높여 흥분제 역할을 하는 음식들이다. 대표적인 것이 카페인이다.

커피와 차에는 카페인이 많이 들어 있으므로 자기 전에 마시지 않아야 한다는 것은 누구나 아는 상식이다. 커피 한 잔에는 카페인이 100~200mg, 차나 콜라 같은 청량음료에는 50~75mg이 포함되어 있다. 카페인은 달콤한 음료나 빵이나 과자 등에도 들어 있으며, 우리가 주변에서 흔히 구할 수 있는 약에도 있다. 잘 알려지지 않았으나 초콜릿에도 카페인이 들어 있다.

카페인은 의학계에서 마약으로 분류할 정도로 신체에 강력한 각성 효과를 나타낸다. 주목할 점은 카페인이 매우 신속하게 신체에 작용한다는 것이다. 카페인은 몇 분 이내에 핏속으로 침투해서 즉각적으로 신경학적인 효과를 내는데, 30분에서 1시간 사이에 절정에 이른다. 신체에 흡수되었다가 효과가 사라지기까지는 개인차가 있지만 대략 여섯 시간 정도 걸린다. 젊은 성인은 흡수한 카페인이 몸에서 없어지기까지 3~6시간 정노 걸리며, 나이든 사람들은 훨씬 더 느려서 24시간까지 소요되기도 한다.

카페인에 대한 민감성과 내성 그리고 수면에 미치는 효과도 개인차가 있다. 불면증환자는 일반적으로 과잉 각성 상태에 있기 때문에 카페인에 특히 민감하다. 이에 비해 카페인에 대해 높은 내성을 지닌 사람은 커피를 웬만큼 많이 마셔도 수면에 거의 지장을 받지 않는다. 보통 성인들이 잠자기 두 시간 전에 커피 한 잔을 마시면 겨우 잠들기까지 평소보다 두 배 이상의 시간이 걸린다.

한 실험 연구에 따르면 취침 시간 30~60분 전에 카페인을 섭취하면 잠드는 데 시간이 더 오래 걸리고 자는 도중에 깨는 빈도도 증가하였다. 또한 총 수면 시간도 감소하였고 수면의 질도 떨어졌다.

니코틴

니코틴은 카페인과 마찬가지로 중추신경계를 흥분시키는 각성제 역할을 하며 중독성도 있다. 담배 연기에 들어 있는 니코틴이 뇌에 전달되는 데는 약 8초가 걸린다고 한다. 그만큼 니코틴의 각성 효과는 즉각적으로 나타나는데, 이렇게 생겨난 각성 상태는 매우 즐겁고 만족스러우며, 졸음을 줄이고 기억력을 증가시키는 기능도 한다.

많은 사람들이 담배를 피우면 이완에 도움이 된다고 얘기하지만, 니코틴의 실제 효과는 앞에서 소개한 것처럼 이완이 아니라 흥분이다. 따라서 니코틴을 많이 흡수하면 심장 박동이 빨라지고 혈압이 증가하는 등 생리적 각성 수준이 높아져서 수면에 부정적인 영향을 미친다.

몇몇 연구에 의하면 하루에 한 갑 정도의 담배를 피우는 흡연자들은 잠드는 데 어려움을 보인다고 보고하고 있다. 취침 전에 지나치게 흡연을 하는 것은 밤에도 계속 각성 수준을 고양시켜서 수면을 저해한다. 흡연자들이 밤에 잠이 안 올 때나 한밤중에 깨어났을 때 흔히 하는 행동이 담배를 입에 무는 일인데, 이는 오히려 수면을 방해하기 때문에 불면증이 있는 흡연자는 이러한 습관적인 행동을 삼가야 한다. 담배를 끊었더니 수면의 질이 향상되었다는 연구보고도 있다.

알코올

카페인이나 니코틴과는 달리 알코올은 중추신경계 억제제인데도 가장 흔히 수면을 방해하는 물질이다. 자기 전에 술을 마시면 처음에는 잠이 빨리 들고 숙면을 하는가 싶어도 이 현상은 밤 동안 지속되지 않는다. 오히려 수면의 후반부로 가면 자는 도중 잘 깨고 아침에도 일찍 눈을 뜨게 되어 전체 수면의 질이 매우 나빠진다. 결국 알코올을 섭취하면 수면 시간이 줄어들고 숙면을 하지 못하게 된다.

잠이 잘 오게 하는 음료 만들기

상추샐러리주스

재료 : 상추 3~4잎, 샐러리 1줄기

상추를 모아서 샐러리와 함께 분쇄기에 넣는다. 잠자리 들기 30분 전에 마시면 금방 잠을 잘 수 있다.

칼슘이 풍부한 칵테일

재료 : 케일 3잎, 파슬리 작은 한 줄, 당근 4개, 씨 뺀 사과 반쪽

케일과 파슬리를 당근과 사과를 함께 분쇄기에 갈아 마신다.

달콤한 마그네슘 이완제

재료 : 검은 딸기 500g, 바나나 1개, 두부 28g, 양조 이스트 1티스푼

딸기, 바나나, 두부, 이스트를 식품가공기에 넣고 고루 잘 섞는다. 잠자리에 들기 1시간 전에 마시면 숙면에 도움이 된다.

진경, 신경 과민 완화제

재료 : 샐러리 1줄기, 당근 4개

샐러리와 당근으로 주스를 만들어 잠자리에 들기 1시간 전에 마신다.

숙면에 유익한 주스

상추, 샐러리, 포도, 파인애플, 파슬리, 검은 딸기, 시금치, 배, 토마토, 당근, 브로콜리를 갈아서 만든 주스

아! 그렇구나~

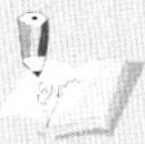 ## 아침과 저녁 키가 다른 이유는?

아침에 일어나면 척추 등의 각 관절이나 물렁뼈의 연골에 수분이 차 있어서 저녁 때보다 1~2cm 키가 크게 측정된다. 그러나 저녁에 키를 재면 다시 1~2cm 키가 작아지는 것을 발견할 수 있다. 그러므로 아침에 키를 재고 키가 컸다고 생각하는 것은 금물이다. 특히 성장기에는 이러한 편차가 큰 편이다. 스트레칭이나 기지개를 활용하면 아침보다 저녁에 키를 더 크게 만들 수 있다. 하지만 키를 잴 때는 항상 같은 시간대를 이용해야 정확한 변화를 측정할 수 있다.

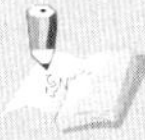 ## 햇빛을 쏘이면 키가 더 큰다?

이것은 사실이다. 햇빛은 자연 에너지의 근원이자 성장의 원동력이다. 햇빛을 보고 성장한다는 말은 식물에만 해당되는 것이 아니다.

햇빛 속 자외선은 피부의 콜레스테롤을 비타민 D로 변환시켜서 인체의 뼈가 성장하도록 돕는다. 그러므로 구루병도 예방하고 뼈를 튼튼하게 자라게 하려면 바깥 활동을 하거나 일광욕을 자주 하는 것이 좋다.

하지만 햇빛은 피부에는 해롭다. 햇빛의 자외선이 피부를 노화시키기 때문이다. 야외 활동을 할 때는 얼굴 등 주요 부분을 가리는 것이 좋다.

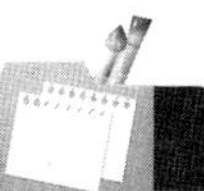

성장통은 키가 큰다는 신호이다?

성장통은 성장기 아이들이 성장할 수 있는 에너지가 부족할 때 나타난다. 비만이나 과도한 운동, 스트레스 등이 원인이 될 수도 있기 때문에 꼭 키 크는 신호라고만은 할 수 없다. 성장통은 오히려 키 성장의 방해요인이 된다.

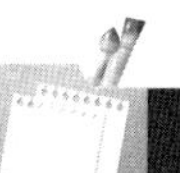

잠을 많이 자야 키가 큰다?

성장에 큰 영향을 주는 '성장호르몬'은 수면 중에 가장 많이 분비된다. 그 중에서도 보통 잠든 후 한두 시간 뒤인 밤 12시에서 새벽 2시 사이에 가장 많이 분비되며, 그 양은 하루 전체 성장호르몬 분비량의 70%에 이른다. 그러므로 너무 늦게 잠이 들거나 숙면을 하지 못하면 정상적인 성장에 지장을 준다. 수면이 부족하거나 깊이 잠들지 못하면 여러 가지 이상이 생긴다. 만성적으로 피로가 누적되면서 근골격계 질환, 심폐 질환 등에 걸릴 위험이 높아질 뿐만 아니라 장내에 소화 흡수가 제대로 이뤄지지 않아 영양 상태노 나빠진다.

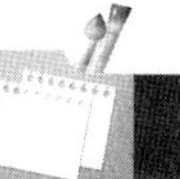

성장 보조제를 먹으면 키가 큰다?

성장 보조제는 그야말로 키가 크는 것을 돕는 역할을 한다. 즉 '의약품'이 아니라 '식품 보조제'라는 의미가 강하다. 그러므로 이에 너무 의존하는 것보다는 성장에 도움이 되는 음식을 섭취하며 운동을 꾸준히 하여 키 성장의 장애 요소가 무엇인지를 찾아내어 그 요인을 제거해야 한다.

스트레스를 받는 아이의 성장은 더뎌질 수밖에 없다

제 7 장

성장에 반갑지 않은 손님
스트레스

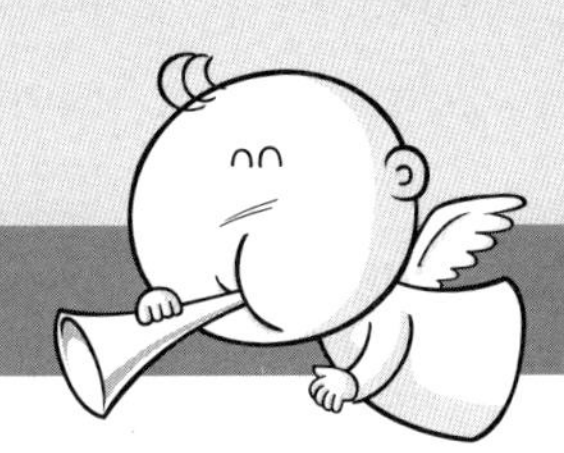

스트레스와 성장의 관계 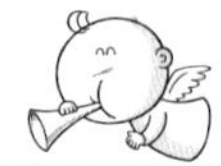

　흔히 사람들은 당황스럽거나 짜증나는 상황(아이들의 경우 성적이 나쁘게 나왔을 때, 친구와 다툴 때, 큰 소음이 들릴 때 등)에 닥치면 스트레스를 받는다고 말한다. 스트레스란 학자마다 내린 정의가 다르지만, 이러한 상황들에 대한 우리의 반응을 말한다. 스트레스는 어른들뿐 아니라 아이들과 청소년들도 경험한다.

　우리 몸의 중추신경계는 시상하부에 영향을 미치고, 시상하부는 성장호르몬 방출 호르몬 및 성장호르몬 방출 억제 호르몬을 분비하는데, 스트레스는 중추신경계에 영향을 미침으로써 결국 성장호르몬 분비에 관여한다.

　스트레스가 지나치면 성장호르몬 분비량이 적어진다. 심리적인 위축은 몸을 이루고 있는 조직을 위축시키므로 스트레스를 받는 아이의 성장은 더뎌질 수밖에 없다. 가정에 불화가 있거나 부모의 애정이 부족하거나 지나치게 아이를 억압하는 주변 환경은 아이의 정서발달뿐 아니라 성장발달에도 나쁜 영향을 미치게 된다.

　정신적 스트레스는 성장을 방해하는 것 외에도 신체적 질병을 유발할 수 있으므로 항상 밝고 편안한 마음을 가지도록 해야 한다.

성장기에 겪는 스트레스 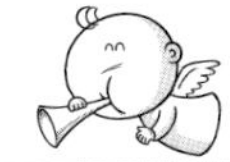

부모들의 생각과 달리 아이들도 사회환경과 가정환경 등으로 여러 가지 스트레스를 받는다.

최근 부모의 학력과 학구열이 높아지면서 어릴 때부터 자녀들에게 많은 양의 학습을 받게 하므로 점차 아이들도 아이답게 살아가는 것이 어렵게 되었다. 수험 전쟁의 여파도 아동들에게까지 확대되면서 유치원이나 학교가 즐거운 환경이라고만은 할 수 없어 아이들에게 '마음의 병'이 늘고 있다.

친구와 장난을 치거나 자유롭게 놀면서 스트레스를 해소하지 못하는 어린이는 심리적으로 중압감을 느낀다. 학교 가기를 싫어하게 되며, 두통과 잦은 소변, 메스꺼움이나 구토, 미열 등의 증상을 보이게 된다.

더구나 요즘은 바쁜 맞벌이 부부가 늘어나고 따라서 아이를 돌볼 여유가 없게 되자 부모가 자기도 모르는 사이에 아이에게 지나친 압박을 하고 있다. 아이를 부모의 뜻대로 만들기 위해 지나치게 간섭하거나 깅요히고, 때로는 내버려두거나 학대하는 일까지 있다 보니 아이들이 욕구 불만이 쌓여 심신증이나 신경증(노이로제)에 걸리기도 한다. 아이들의 심신증과 신경증을 치료하기 위해서는 부모가 과보호와 지나친 간섭을 줄이고 아이와 대화부터 해야 한다. 부부가 자주 불화하거나 가족이 빈번하게 다툴 때에는 아이들이 심리적으로 위축되기 쉬우므로 현명하게 대처할 필요가 있다.

성장기 스트레스와 그 강도 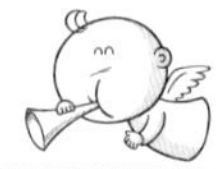

초등학교 시기의 스트레스 원인

새로운 학교생활의 적응

초등학교를 갓 입학한 아동에게 가장 큰 스트레스는 자신이 초등학교 1학년이 되었다는 사실이다. 그 이유 중 하나는 주위에서 부정적인 태도나 훈계를 접하게 되고 또는 엄마와 떨어질 준비가 되지 않아 '분리 불안' 이 가중되기 때문이다. 초등학생의 스트레스를 줄이려면 아이의 신체적, 심리적, 신경학적 성숙이 그 연령에 적합하거나 가깝게 접근할 준비가 되었는지 체크해 보아야 한다.

또래 친구들과의 경쟁

학교생활이 시작되면서 아이들은 친구들과 경쟁과 협동이라는 양면적인 상황에 직면하게 된다. 이때 아이들을 조심스럽게 다루지 않으면 아이들이 갈등에 빠져 스트레스를 겪을 수 있다. 경쟁 스트레스는 경쟁을 부정적 감정이나 불안처럼 위협 받는 일이라고 느끼는 것이지만 그렇다고 경쟁을 억제할 필요는 없다. 적절한 경쟁은 사회생활에 반드시 필요한 것이므로 경쟁적 요구가 만족스럽고 건전한 방식으로 충족되도록 이끌어야 한다.

싫어하는 과목의 학습

매일 수업에 참여해야 하는 것과 학업에 적응하지 못하는 것이 맞물려지면서 아이들에게 스트레스의 원천이 된다. 학교 공부는 많은 아동들에게 불안, 스트레스, 좌절을 안겨준다. 이러한 것들로 가득찬 학교 생활은 왜곡된 긴장, 혼란스러움을 경험하게 하여 유연성을 떨어뜨리고 실수가 늘어나게 한다. 따라서 부모는 자녀가 학업을 하는 과정 중에 불확실성, 의심, 협박 같은 것으로 억압하지 않도록 주의하며, 심리적으로 지지하고 격려해 주어야 한다.

시험에 따른 불안감

많은 학생들이 시험으로 스트레스를 받는다. 초등학교 시기의 불안과 시험 성적은 대체로 반비례 관계에 있다. 하지만 지나친 불안은 시험에 방해가 되어도 적정 수준의 불안은 시험을 더 잘 치르도록 한다. 부모는 시험에 대한 경험을 자녀와 편하게 이야기하는 기회를 계속적으로 마련해야 한다. 시험과 관련된 정서장애로 오는 반응을 신중히 고려해 긍정적인 태도로 시험 결과를 다루며, 틀린 답보다 정답 수를 강조하는 것이 바람직하다.

부모의 이혼

부모의 이혼으로 나타나는 대표적인 후유증은 부모와 자녀가 유대감을 잃게 되는 것이다. 또한 이혼은 자녀들로 하여금 덜 애정적이고 통제력을 잃은 부모의 모습을 보게 하여 공격적이고 무질서하며 저항적인 행동을 하게 한다. 이혼 당사자인 부모가 침착하고 합리적인 모습으로 결별에 대처하면 자녀들이 부모의 이혼을 무난하게 대처하는 데 상당한 도움을 줄 수 있다.

부모의 죽음

부모의 죽음을 경험한 아동은 자신의 능력에 비해 지적인 성취가 낮아지고 신체적인 질병을 더 많이 겪게 되며 심리적으로도 적응이 어려워진다. 부모를 잃은 상실감은 시간이 지난 후에도 아이들을 더욱 약하고 민감하게 만들기도 한다. 그러므로 생존해 있는 부모가 더 많은 관심과 이해로 아이를 보살펴주며, 상실의 감정을 억압 없이 표현하여 격려를 받고 안정할 수 있게 도와주어야 한다.

중 · 고등학교 시기의 스트레스 원인

학교 자체가 스트레스의 원인

중 · 고등학교 청소년들에게 학교는 가장 큰 스트레스의 주범일 수 있다. 학교는 인생에서 가장 좋은 시기의 대부분을 보내기도 하지만 가장 도전을 많이 받는 곳이기도 하다. 또한 스포츠 · 동아리 활동 등으로 풍성하고 재미있는 생활을 할 수도 있지만 여러 가지 경쟁과 힘겨운 학업으로 많은 스트레스를 유발하는 곳이기도 하다.

친구 관계

대부분의 중 · 고등학교 학생들에게 친구 사이의 인기 문제는 중요한 스트레스 원인으로 작용한다. 거의 모든 학생들이 자기가 신뢰할 수 있는 가까운 친구를 두기 원하고 친구들이 자신을 좋아하기 바란다. 하지만 이런 스트레스는 부풀려 생각할수록 더욱 더 심해질 수 있으므로 가급적 무겁지 않게 받아들여야 한다.

이성 친구

가끔 이성과 대화를 할 때 가슴이 두근거리고, 손바닥에 땀이 나고, 호흡이 가빠지는 경험을 한 적이 있을 것이다. 청소년기에는 자신이 좋아하는 사람에게 주의를 끌기 위해 많은 스트레스를 겪기도 한다. 이성 친구가 생긴 후에도 둘 사이에 화를 내는 일이 있기도 하며, 질투심 및 불안감 등 다른 요인들이 생겨나 스트레스 원인으로 작용한다.

가족들과의 관계

가족 구성원의 요구와 압력뿐 아니라 가족의 관심, 의무, 그리고 인간 관계 등도 역시 스트레스 원인이 될 수 있다. 하지만 가족은 일반적으로 긍정적인 스트레스 원인으로 작용할 때가 많다.

일상의 문제들

부모님의 잔소리 등과 같이 일상의 소소한 것이 누적되어 큰 스트레스가 될 수 있다. 이러한 스트레스는 생명을 위협하는 수준은 아니지만 애를 먹일 수 있다. 그러나 조금만 주의를 기울여 관리하면 가볍게 처리할 수 있다.

그 밖의 큰 변화들

학년이 올라가거나 새로운 친구를 사귀는 것은 생활의 변화를 의미한다. 우리가 살아가면서 경험하는 변화들 가운데는 지나치게 높은 스트레스를 유발하는 것들이 있다. 이런 스트레스는 피하기도 어렵지만 적응하기도 힘든 것이 사실이다. 적응하기 어려운 변화로는 심각한 질병, 가까운 친척이나 형제·자매의 죽음, 다른 지방으로의 이사, 부모의 이혼 등이 있다. 이런 변화들이 항상 부정적인 결과를 가져오는 것은 아니지만, 한 개인의 인생을 엄청나게 변화시킬 수 있기 때문에 이와 관련한 스트레스는 신중하게 관리해야 한다.

🐌 환경 요인

더러운 주변 환경, 사람들의 밀집, 시끄러운 소리 등과 같은 외부 요인은 스트레스 원인으로 작용할 수 있다. 사실 이와 같은 외부적 스트레스 유발 요인은 대체로 소도시에 비해 대도시 거주자들이 많은 겪는다. 환경적인 스트레스 요인은 우리가 통제할 수 없는 것이므로 효율적으로 대처하는 방법을 익히는 것이 중요하다.

🐌 신체적인 스트레스 원인

시험 공부를 하기 위해 밤을 꼬박 새우고 나면 피로로 심신이 지쳐서 시험에 따르는 스트레스를 더욱 많이 받게 된다. 부족한 영양 상태나 신체의 상처와 질병도 스트레스 원인으로 작용할 수 있다. 신체적 결함이나 정서 상태도 스트레스에 많은 영향을 준다는 사실을 상기하고 신체와 정서를 관리하는 노력이 필요하다.

🐌 약물을 포함한 화학물질

정신적인 균형만큼이나 중요한 신체적인 균형은 화학물질로 깨어질 수 있다. 우리 주위에 있는 화학물질(매니큐어를 제거하는 아세톤에서부터 자동차 배기 가스에 이르기까지 화학적 방법에 따라 인공적으로 만든 물질)은 우리가 인식하지 못하는 사이에 스트레스를 일으키는 요인으로 작용할 수 있다.

약물은 신체에 직접 영향을 미치는 화학물질이므로 의사 또는 전문가의 도움 없이 사용하면 복잡하고 정밀한 인체에 손상을 입을 수 있다. 즉, 약물의 오·남용에 따른 위험은 큰 스트레스가 될 수 있다.

스트레스를 줄이기 위해 약물에 의존하는 사람이 종종 있는데 그것은 일시적으로 도움이 될지는 모르지만 결국 신체를 해치고 정서적인 손상을 입는 부작용을 낳는다. 그러면 더욱 많은 스트레스를 받아 일상적인 활동도 제대로 할 수 없게 된다.

 기타 스트레스 원인

나이가 들면 스트레스 원인이 달라지고 돈, 직업, 정치 등으로 더욱 많은 스트레스가 쌓이게 된다. 그러나 이런 스트레스는 현실에 반드시 존재할 수밖에 없다. 그러므로 건강하게 살려면 스트레스 제압법을 익혀야 한다. 당면한 문제들을 직시하면서 스트레스 원인을 처리하는 방법을 배우는 것이 현재와 장래를 위해서 바람직하다.

단 음식을 많이 먹으면 키가 안 큰다?

몸속에 당분이 많으면 성장호르몬 분비가 억제되어 그만큼 키 클 기회가 줄어든다. 그러므로 사탕이나 초콜릿, 정제된 밀가루로 만든 음식은 되도록이면 멀리해야 한다.

스트레스로 나타나는 증상 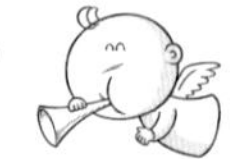

스트레스에 대한 저항 단계가 오래 지속되면 신체는 지쳐서 원활한 기능을 할 수 없게 된다. 이것은 신체적, 심리적, 행동적인 증후로 나타나는데, 이 증후들은 서로 영향을 미치면서 악순환에 빠지게 만든다.

신체적인 증후들

요통, 가슴 통증, 변비, 불면증, 설사, 근육 경련, 현기증, 구역질, 입술 또는 입안 건조, 식욕 상실, 지나치게 많은 땀을 흘림, 심장(가슴)이 많이 뜀, 과도한 공복감(배고픔), 숨이 참(헐떡임), 심한 피로, 피부발진, 졸도(기절), 손떨림(수전증), 두통, 배탈 등

심리적인 증후들

분노, 죄책감, 불안, 절망감, 무관심, 적개심, 권태감(지루함), 성급함, 우울, 집중력 저하, 피로, 죽음에 대한 과민한 두려움, 타인에게 거부당한 느낌, 좌절감, 침착하지 못함

행동상의 증후들

입술 깨물기, 얼굴 경련, 다리를 떠는 행동, 과잉 반응, 이빨 갈기, 말 더듬기, 충동적인 행동, 욕설, 부자연스럽고 변덕스러운 행동, 머리카락이나 귀 또는 코 만지기

성장기 스트레스 관리법 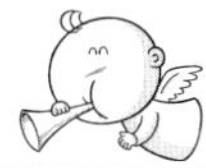

스트레스 원인의 변화를 통한 스트레스 해결 방법

스트레스를 극복할 수 있는 계획을 세운다

곧 다가올 스트레스를 예상하고 극복할 수 있는 방법을 계획적으로 세운다. 작은 수첩이나 소형 달력을 마련하여 시간 일정을 계획하여 체계화하는 버릇을 들이면 여러 해 동안 쌓인 스트레스를 피할 수 있는 습관이 생길 수 있다.

적절한 판단으로 스트레스를 방지한다

스트레스를 잘 관리한다는 것은 판단을 적절히 잘 내린다는 것을 의미한다. 두 가지 일이 주어졌을 때 그것을 둘 다 처리할 수 있는지, 그렇지 않다면 어느 것이 더 중요한지를 판단하고 그에 따른 대책을 세우면 갈등을 줄일 수 있다.

아닌 것에는 '아니오.'라고 대답한다

남들의 부탁을 적절하게 거절하지 못하면 피곤한 생활을 할 수 있다. 타인이 요구하는 것이 자신의 상황을 힘들게 하거나 득이 되지 않을 때는 자신 있게 '아니오.'라고 말하는 것이 더 큰 스트레스를 피하는 방법이다.

변화될 수 없는 것은 겸허히 받아들인다

갑작스러운 사고나 질병과 같은 우발적인 사고는 자신의 노력으로 변화시킬 수 없다. 자신의 힘으로 변화시킬 수 없는 일은 반발심 없이 겸허히 받아들이는 것이 스트레스를 줄이는 방법이다.

사고의 변화를 통한 스트레스 해결 방법

적극적인 유머로 긍정적으로 생활한다

전문가들은 스트레스를 효과적으로 관리하는 방법 중 하나로 웃음을 든다. 웃음은 신체를 이완시키며, 더 나아가 치료 효과도 있는 것으로 알려져 있다. 웃음이 모든 것을 해결해주지는 않지만 매사를 긍정적으로 받아들여 기분을 좋게 한다.

밝은 시각으로 사고한다

대개 스트레스는 어떤 상황을 위험하다고 생각할 때 발생된다. 그러나 대부분 상황은 자신이 위험하다고 생각하는 것일 뿐 정말로 그러하지는 않다. 그러므로 어두운 면이 아니라 밝은 면을 보는 시각으로 사고를 전환하면 스트레스를 조절할 수 있다.

적극적인 스트레스 해결 방법

적절한 운동을 한다

운동은 스트레스를 해소하고 긴장되어 있던 근육들을 이완시킨다. 또한 스트레스와 긴장에 저항할 수 있는 준비 상태를 갖추게 하므로 스트레스 감소 효과가 있다.

호흡 조절 또는 스트레칭을 한다

격렬한 운동을 할 수 없거나 활동적인 운동이 건강상 좋지 않을 때는 호흡 조절이나 스트레칭을 한다. 호흡을 조절하고 스트레칭을 하면 긴장이 풀어져 스트레스를 해소할 수 있다.

기분 좋은 상상을 한다

스트레스가 쌓여 힘이 든다면 잠시 하던 일을 멈추고 기분이 좋아지는 상상을 하자. 즐거운 생각을 하다 보면 빠져있던 문제를 떠나 마음이 가벼워진다. 그리고 분노의 감정을 누그러뜨리고 긴장감을 줄일 수 있어 정서적으로도 좋다. 문제를 해결할 방법이 생각날 수도 있으므로 일석이조의 효과를 기대할 수 있다.

다른 사람에게 도움을 청한다

사람은 타인과 어떤 형태로든 관계를 맺으며 정서적인 지원과 피드백을 한다. 또한 누군가에게 도움을 주고 자신이 필요한 존재라고 인식할 때 정서적인 친밀감을 느낀다. 자신이 갖고 있는 스트레스를 누군가에게 말하면 해결 방법이 생길 수도 있고 인간관계에도 도움이 될 것이다.

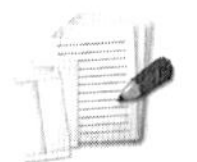

몇 년 전 SBS '뷰티풀 라이프'라는 프로그램에 탤런트 이의정의 '키 크기 게놈 프로젝트'라는 코너가 있었지요. 그 프로그램으로 이의정 씨가 1.8cm 정도 컸잖아요. 그런데 코너 초반쯤에 키가 큰 이후로는 크지 않더군요.

키 박사님이 운영하는 카페(cafe.daum.net/kinzi)를 보면서 이의정 신드롬에 대해 몇 자 적어 봅니다. 성장판이 닫혔어도 아직 골밀도가 완전히 차지 않았으면, 규칙적인 생활습관과 균형 있는 영양 섭취로 2~3cm 정도는 키가 큰다고 나와있더라고요. 아마 이의정 씨도 이 경우가 아닐까 싶어요. 키를 키우는 방송 코너를 시작하면서 예전보다 규칙적인 생활을 하고 적당한 운동을 하면서 골밀도가 차서 1.8cm 정도 성장한 게 아닌가 생각합니다. 그러나 이의정 씨도 이미 규칙적인 생활로 골밀도가 찼으니 이제 더 이상은 키가 성장하지 않을 것 같습니다. 박사님, 제 생각이 맞는 건가요?

A 성장에 가장 중요한 것은 성장판의 상태이다. 보통 남성은 이론적으로 24세(여성은 22세)까지 성장할 여지가 있습니다. 그러나 20세 전이라도 성장판이 이미 닫혔다면 더 이상의 성장은 어렵습니다. 물론 20세 초반이라면 골밀도가 차면서 조금 클 수는 있지만 한계가 있습니다.

키를 잴 때는 항상 같은 시간에 측정해야 합니다. 아침에 자고 일어났을 때는 관절과 관절 사이의 연골에 수분이 차있으므로 하루 종일 활동하고 난 후인 저녁 시간에 키를 쟀을 때보다 약 1~2cm정도 크게 측정됩니다.

성장판이 닫히면 어떠한 방법으로도 키를 키울 수는 없다는 것이 의학적인 정설입니다. 성장클리닉은 성장판이 열려있을 때 보다 효과적으로 키가 자랄 수 있도록 도와주는 역할을 합니다. 예외로 일리자로프 수술을 하면 나이와 관계없이, 성장판의 상태와 관계 없이 키 성장이 가능합니다. 하지만 이것은 신체에 이상이 있을 때 하는 것이므로 정상정인 키 성장 방법이 아닙니다.

예전에 TV에서 26세의 이의정 씨를 대상으로 키 성장에 관한 내용을 방영한 적이 있습니다. 검사 결과 이의정 씨의 성장판이 특이하게도 열려있었다면 키가 더 자랄 가능성이 있습니다. 하지만 대부분의 경우 남성은 24~25세, 여성은 22~23세에 성장판이 완전히 닫힙니다. 그 이후 성장은 기대하기 힘들며 연골부를 늘려 1~2cm가 크더라도 며칠 지나지 않아 예전의 키로 돌아가게 됩니다.

Q 어떻게 해야 키가 큽니까?

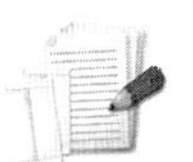

A 요즘에는 성장호르몬 요법에 대한 질문을 자주 받습니다. 하지만 질문하는 대부분 사람들은 어떻게 해야 편하게 주사를 맞고 키를 키울 수 있는지 생각하고 있는 것 같습니다. 학문에 왕도가 없듯 키 성장도 마찬가지입니다. 결론부터 말하면 올바른 식습관과 규칙적인 운동을 하는 생활이 키를 성장하게 하는 왕도입니다.

간혹 초등학교 때까지 '조금 있으면 키가 크겠지.'라고 생각하며 식생활은 물론 생활습관도 엉망인 채로 지내다가 중·고등학교에 들어간 뒤 급한 마음에 성장호르몬 주사를 맞으면 어떻겠느냐고 물어오는 사례가 있습니다. 그 중에는 아이가 혹 성장호르몬으로 치료할 수 있는 대상이 된다 하더라도 많은 성장이 이루어지지 않는 시기라 이미 때가 늦었다는 사실을 알고 후회하는 일이 종종 있습니다.

성장호르몬으로 키를 자라게 할 수 있는 대상은 지극히 제한적입니다. 초등학생인 김모 군은 또래에 비해 작은 키로 평소 놀림을 당해왔으며 자존심도 많이 상했습니다. 걱정이 된 김모 군의 어머니는 방학이 되자 아이가 성장호르몬 요법을 받을 수 있도록 병원을 찾았습니다(보통 1년에 1000만원 이상 경비가 소요됨). 그러나 진찰 결과 김모 군은 키가 작기는 하지만 성장호르몬으로 치료할 수 있는 대상이 아닌 정상이라는 의사의 설명에 실망을 안고 발길을 돌려야 했습니다.

이처럼 방학이 되면 대형 병원의 소아과는 작은 키를 키우려고 찾아오는 어린이와 청소년들로 붐빕니다. 유명 병원은 평소 3~4배에 이르는 사람들이 몰리기도 합니다. 하지만 이들의 대부분은 의학적으로 정상이며, 왜소증 환자가 아니라는 진단을 받습니다.

최근 TV 등 대중매체에는 슈퍼 모델이나 운동 선수와 같이 키 큰 사람들이 등장해서 키가 작기는 해도 정상인 사람들을 심리적인 왜소증 환자로 만들고 있습니다. 광고마저 롱다리 구두, 롱다리를 만드는 기계 등 '롱다리 콤플렉스 증후군' 열풍을 일으키고 있습니다.

한 의대 소아과 교수 팀의 말에 따르면 94년부터 3년간 키가 작다며 병원을 찾은 어린이 579명 가운데 62.2%인 360명이 정상인 것으로 판명됐다고 합니다. 이 가운데 병적으로 키가 작아서 치료가 필요한 어린이는 13.8%인 80명에 지나지 않고, 성장호르몬으로 치료가 가능한 성장호르몬 결핍증 어린이는 4.8%인 28명에 그쳤다고 합니다.

그러므로 이미 성장판이 닫힌 후에 작은 키를 키우겠다고 애쓰는 것보다 성장 시기에 올바른 식습관과 규칙적인 운동으로 키를 자라게 해야 합니다.

Q 키 큰 사람은 오래 못 산다는 말이 사실입니까?

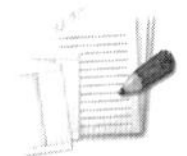

A 키가 큰 사람은 오래 살지 못한다는 연구 결과가 나와 관심을 끌고 있습니다. 50년 동안 성장호르몬이 노화에 미치는 영향을 연구해온 시드니대학 아서 에버릿 교수는 말하기를, '성장호르몬이 노화의 일부 징후를 반전시켜서 일종의 불로장생 약으로 간주되었으나, 최근 쥐 실험에서 수명을 단축시킬 가능성이 있는 것으로 나타났다.'고 밝혔습니다. 또한 '몇 년 전만 해도 성장호르몬은 인간의 젊음을 유지시켜 주는 청춘 호르몬으로 간주되었습니다. 하지만 그런 효과가 있는 반면에 치러야 할 대가도 있는 것 같다.'고 말했다고 합니다.

에버릿 교수는 '노령이 되면 뇌하수체에서 성장호르몬 생산이 낮아져 근육의 쇠퇴와 뼈의 칼슘 손실 및 체내 지방의 증가를 가져온다.'고 하면서 '쥐를 대상으로 성장호르몬 대체 요법을 실험한 결과 이러한 노년의 변화가 반전되는 것으로 나타난다.'고 말했습니다. '지난 10년 동안 성장호르몬이나 성장호르몬 분비를 촉진하는 물질을 사람에게 적용한 연구에서도 비슷한 결과가 나왔다.'고 그는 설명했습니다. 아울러 '인체 성장호르몬 유전자를 정상 쥐에게 이식한 결과 쥐가 엄청나게 커지기는 했으나, 노화 과정이 빨라지고 신장 및 간 질환이 생겨 쥐가 오래 살지 못했다.'고 했습니다.

에버릿 교수는 '성장호르몬 대체 요법을 적용하면 노령에 따른 인체의 변화 일부를 복구할 수 있으나, 그 반면에 발병 위험이나 수명 단축의 가능성이 있다.'고 말했습니다. 그는 통계상으로 키 큰 사람이 작은 사람만큼 오래 살지 못한다면서 '이러한 통계와 여러 가지 상이한 질환 등에 대한 보정 작업을 감안하며 장기적으로 볼 때 키가 작은 사람이 더 오래 사는 경향이 있음을 알 수 있다.'고 했습니다.

또한 에버릿 교수는 '인생 초기에 음식 섭취량을 약 40% 줄이면 거의 모든 노화 과정을 지연시키고, 노년기에 나타나는 거의 모든 질환의 발생을 늦춰 수명이 40~50% 가량 늘어난다.'고 말했습니다.

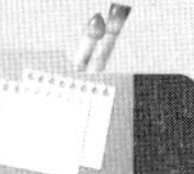

키에 관한 오해와 편견 속설 베스트

탄산음료를 많이 먹으면 키가 안 큰다?

탄산음료는 산성을 띠는데, 콜라는 평균 산도가 2.50이며, 사이다는 2.9이다. 산도가 높을수록 칼슘이 많이 빠져 나온다. 탄산음료는 인(P) 성분이 많아 뼈가 차분하고 치밀하게 형성되는 것을 방해하기 때문에 성장기에는 백해무익하다.

한방 요법으로
허약한 부분을 보강하여 성장을 도울 수 있다

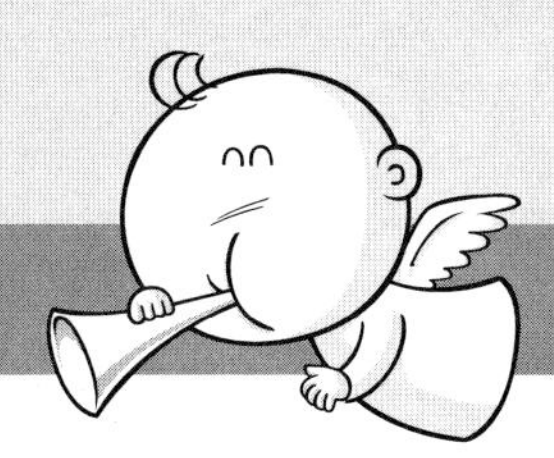

제 8 장

한방으로 하는 성장 치료

한방으로 하는 키 성장 치료 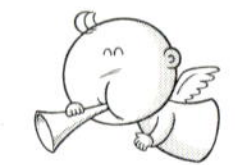

최근 생활 여건이 나아지고 의식 수준이 높아지면서 질병만 없으면 괜찮다고 생각하던 예전과는 달리 많은 부모가 자녀의 키와 외모에 관심을 쏟고 있다.

이런 분위기에 따라 한방에서도 키 성장클리닉이 생겨나고 있다. 그러면 한방으로는 키 성장에 어떤 도움을 줄 수 있으며, 한방으로 키 성장 치료를 할 수 있는 방법에는 어떤 것이 있는지 알아보자.

옛날 사람들은 한방 의학의 기초를 음양오행설에 두고 말하기를, '어린아이들은 타고난 생장력은 왕성하지만 후천적으로 영양 공급이 필요하다.'는 것을 가리켜 '陽有餘陰不足(양유여음부족 : 양은 남음이 있고 음이 부족하다).'이라고 하였다. 이것은 아이가 정상적인 성장을 하려면 충분한 영양 공급이 필요하다는 뜻이다.

하지만 충분한 영양을 공급해도 이를 제대로 흡수하지 못하거나, 특별한 질환이 없어도 전체적으로 몸이 허약해서 성장하지 못 하는 아이도 있다. 뚜렷한 질병은 없지만 성장이 부진한 아이는 한방 요법으로 허약한 부분을 보강하여 성장하게 할 수 있다.

한방으로 하는 키 성장 치료의 장·단점 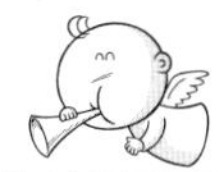

한방 치료의 장점

- 한방 치료는 소아가 균형 있고 건강하게 성장할 수 있도록 전체적인 건강을 성장에 적합한 조건이 되도록 만들어주는 것을 목표로 한다.
- 성장호르몬의 결핍으로 발생하는 일반적인 왜소증이나, 기질적인 질환에 의한 경우가 아니라면 한방 치료가 성장장애에 좋은 효과가 있으며 부작용이 없는 것으로 나타났다.

한방 치료의 단점

- 유전적 질환인 터너증후군과 다운증후군 등으로 일어나는 성장장애나 갑상선 기능 저하증 등 병적인 원인에 의한 성장장애는 한방으로 치료 효과가 없는 것으로 관찰되었다.
- 성장호르몬 분비량이 절대적으로 부족한 성장 부진아는 양방에서 성장호르몬으로 치료하는 것이 효과적이다.

성장 부진아 유형

일반적으로 성장 부진아를 '허약한 아이'라고 하지만 뚜렷한 징후가 있는 것은 아니다. 그러므로 허약한 아이인지, 아닌지를 구분하는 것은 다소 주관적일 수밖에 없다.

허약한 아이는 특별한 질환이 없어도 '발육'이 늦고 감기에 잘 걸리며, 자주 열이 나고 배가 아프며, 피로를 쉽게 느낀다. 여기서는 키가 작고 허약한 체질의 아이를 편의상 위장형, 편도형, 호흡기형, 순환기형, 피로형으로 분류하였다. 이러한 분류는 확실히 구별되는 것도 있지만, 서로 뒤섞인 것도 있으며, 같은 유형이라도 연령에 따라 차이가 있다는 것을 염두에 두어야 한다.

비 · 위장계 허약아

음식으로 성장 에너지를 원활하게 흡수하지 못하는 아이다. 이런 아이들은 음식 먹는 것을 좋아하지 않아 먹는 양이 적고 편식을 한다. 또한 구토와 빈번한 복통(특히 하복부와 배꼽 주위의 통증)을 호소하고, 자주 체하며 차 멀미와 입 냄새가 심하다. 소화력이 좋지 않아 밥을 잘 먹으려 하지 않고 군것질만 하려고 한다. 일단은 잘 먹어야 성장할 수 있으므로 이런 아이들은 먹는 것에 관심을 갖도록 해야 한다.

호흡기계 허약아

면역계가 약하여 흡수된 성장 에너지가 면역력을 만드는 데 과잉 허비되는 체질을 갖고 있다. 이런 아이는 감기, 발열, 기침이 잦으며, 만성 기관지염, 천식, 아토피 피부염 등을 앓는다. 감기가 유행한다 싶으면 가장 먼저 감기에 걸리고 가장 늦게 낫곤 한다. 성장에 쓰여야 할 에너지가 다른 곳으로 소모되어 성장이 느리다.

순환기 및 정신·신경계 허약아

성장 에너지를 필요로 하는 곳으로 정확히 공급하지 못하는 아이를 말한다. 순환기 및 정신·신경계 허약아는 쉽게 놀라고 무서움을 잘 타며, 불안해 하며 초조해 하고, 불면증이 심하며, 대부분 신경이 예민하다. 무서워서 혼자 잠을 못 이루거나 잠을 자다가 소리를 지르며 깨는 때가 많다. 이런 아이는 흡수된 성장 에너지를 활용하는 성장호르몬의 분비가 줄어들어 키 성장에 장애가 온다.

간 기능 및 대사기계 허약아

간 기능 및 대사기계 허약아를 살펴보면 성장 에너지가 비효율적으로 과잉 사용된다. 이런 아이들은 쉽게 피로를 느끼고 자주 어지러움을 경험하며 쥐가 잘 난다. 학기 초가 되면 학교에 다녀온 후 피곤해서 바로 쓰러져 자는 아이들도 있다.

비뇨생식기 및 골격계 허약아

성장 에너지를 키 성장으로 가게 하는 능력이 부족한 아이이다. 소변을 자주 보거나 야뇨증이 있거나, 밤에 무릎이나 팔이 아프다고 호소한다. 별일이 아닌데도 곧잘 뼈가 부러지거나 삐는 아이도 있다.

속에 열이 쉽게 차는 열 체질아

환절기만 되면 손끝과 발끝이 잘 벗겨지거나, 더위를 잘 못 참고 땀이 유난히 많이 나며, 잠 잘 때 찬 곳만 찾아 다니는 아이가 이 부류에 속한다. 이런 아이들은 성장 에너지를 열로 날아 가버리게 하는 체질을 지녔다. 전신의 순환이 잘 안 되는 아이, 성격이 급한 아이도 포함된다.

허약 체질아의 연령별 증상 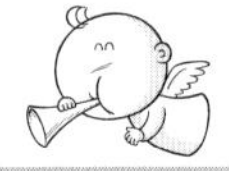

아이는 체질적으로도 변화하면서 성장하는데, 그 단계에 따라 특이한 증상이 나타나는 경우도 많다. 성장 부진아가 쉽게 걸리는 병도 성장 단계와 함께 변한다.

성장 단계에 따라 질병을 치료하는 것을 가리켜 한방에서는 '미병(未病)을 다스린다.'고 한다. 몸이 허약한 아이를 튼튼하게 만드는 것은 부모가 해야 할 일이다. 어린이의 성장 단계에 따른 증상을 익혀두도록 하자.

수유기(0~1세)

● 기도점막이 예민한 데다 알레르기가 원인이 되어 천명(喘鳴 : 그르렁거리며 호흡하는 증상)을 동반하는 만성 기관지염과 천식이 나타날 수 있다. 천식성 기관지염이 있는 아이는 피부가 탄력이 없고 부석부석한 경우가 많다.

● 설사를 하거나 토하고 변비에 걸리는 아기도 많다. 식욕이 없어 모유나 우유를 잘 먹지 않는다.

● 신경이 예민한 아이들은 밤에 보채고, 한번 울기 시작하면 좀처럼 그치지 않는다. 때로는 울다가 기침을 하거나 경련을 일으키는 수도 있다.

유아기(2~5세)

● 임파선이 자주 붓고 편도염을 앓거나 축농증과 같은 이비인후과 질환에 걸리기 쉽다. 생활 환경의 변화로 알레르기성 비염과 축농증에 걸리는 아이도 많아졌으므로 더욱 잘 관찰해야 한다.

● 몸 상태가 나쁠 때나 불쾌감이 있을 때 배가 아프다고 보채는 경우가 많다. 자주 복통을 호소하는 아이는 진짜 복통인지 아닌지를 잘 판단하여 이상하다고 여겨지면 전문의와 상담하는 것이 바람직하다.

● 잠을 자면서 자기도 모르게 오줌을 싸는 증상(야뇨증)을 나타내기도 한다. 야뇨증은 심신에 문제가 있을 때 발생하는 일이 많으므로 각별한 관찰이 필요하다.

초등학교 시기(6~12세)

- 사지의 통증, 몸살과 두통을 자주 겪고 복통이 반복해서 발생한다.

- 고학년이 되면 기립성 조절 장애가 눈에 띄게 나타난다. 기립성 조절 장애는 누워있는 상태에서는 혈압이 정상이지만, 일어섰을 때는 혈압이 낮아지는 것을 말한다. 이 장애가 있는 아이는 좀처럼 아침에 일어나기가 힘들고 기운을 차리는 데 시간이 걸린다.

사춘기(13~15세)

- 어른과 같은 다양한 증상이 나타난다. 정신적인 면으로도 어린이가 어른으로 바뀌는 불안정한 단계이므로 몸과 마음 모두에 복잡한 증상을 볼 수 있다.

성장 부진아에게 나타나는 증상 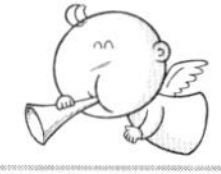

감기

감기는 바이러스에 감염되어 상기도에 염증이 생기고, 재채기, 콧물, 기침, 가래, 천명, 발열, 권태, 식욕부진 등의 전신 증상을 동반하는 병이다. 감기에 걸린 후에 면역력이 높아지기도 하지만, 감기에 걸리지 않도록 저항력을 높여 나가는 것이 더 중요하므로 평소에 목욕, 일광욕, 외기욕(外氣浴 : 바깥의 신선한 공기를 쐬는 일) 등을 자주 해야 한다.

발열

발열은 아이들에게 아주 쉽게 볼 수 있는 증상이다. 아이가 몸에 열이 있어도 안색과 기분이 괜찮고 원기가 있으며 주위 친구들과 활발하게 논다면 그다지 걱정할 필요는 없다. 그러나 안색이 좋지 않거나 아주 기분이 나쁘다고 할 때는 문제가 있다. 특히 의식이 확실하지 않을 때, 숨을 헐떡일 때, 경련을 일으키거나 두통과 복통이 심할 때는 즉시 의사에게 진찰을 받아야 하므로 침착하게 아이를 관찰하는 것이 중요하다.

현대 의학에서는 체온을 재어 발열 정도를 경열(37~38도), 중등열(38~39도), 고열(40도 이상)로 나누고 있지만, 한방에서는 체온이 높다고 해서 그것이 그대로 발열을 나타내는 것으로 보지는 않는다. 예를 들어, 한방에서는 '체온이 40℃를 넘어도 안색이 창백하고 맥이 가라앉아 느리며 춥다고 호소하는 경우를 한(寒)'이라고 하는데, 한을 느끼는 환자에게는 몸을 식히지 않고 오히려 따뜻하게 해주며 따뜻한 죽을 먹인다.

한방에서는 열을 한과 열이 교대로 찾아오는 한열왕래, 손발이 화끈거리는 번열, 몸속에 열이 숨어 있어 목이 마르고 소변량이 줄어드는 어열 등 여러 가지로 분류하여 치료하고 있다.

기침

기침은 인두, 후두, 기관, 기관지가 자극을 받을 때 일어나는 현상으로, 분비물을 비롯한 이물질과 외부에서 들어온 자극물로부터 폐나 기관지를 보호하고 기도를 청소하는 역할을 한다. 현대 의학에서 기침은 마른 기침(가래가 잘 나오지 않는 콜록콜록하는 기침)과 습한 기침(가래가 섞인 기침)으로 나눈다. 이 외에 천명을 동반하는 기침, 개가 짖는 듯한 기침(목이 쉰 듯한 기침), 밤이 되면 심해지는 기침 등도 있다.

복통

아이들은 다른 곳이 아프더라도 '배가 아프다'고 할 때가 있어 복통인지 아닌지를 파악하는 것이 어려울 때도 있다. 그러므로 아이가 배가 아프다고 할 때는 복통에 너무 신경 쓰지 말고 몸 전체를 살펴보는 것이 중요하다.

아이가 배가 아프다고 하면 베개 없이 눕힌 후에 표정과 반응을 살펴서 여러 차례 배를 살살 만져보고, 조금 큰 아이는 직접 아픈 곳을 짚어보게 한다. 그리고 가끔 아픈지, 계속 아픈지, 부분적으로 아픈지, 전체적으로 아픈지를 물어본다.

통증이 가벼워도 구토와 설사, 열과 혈변을 동반하면 맹장염, 장중첩증, 혈관성 자반병, 폐렴, 췌장염 등일 가능성이 있으므로 즉시 진찰을 받아야 한다.

허약한 아이는 매일 또는 일주일에 두세 번 정도, 지속 시간이 30분 이내인 반복성 복통을 호소한다. 이는 유치원에 다니게 되었거나 동생이 태어나는 등의 환경 변화와 정신적인 긴장, 욕구 불만 등의 심리적인 배경이 원인일 때가 많다.

메스꺼움과 구토

구토와 메스꺼움 역시 어른에 비해 어린이에게 자주 나타나는 증상이다. 몸이 피곤하거나 대수롭지 않은 정신적인 동요에도 속이 메슥거린다고 하고, 감기나 설사 초기에 구토를 하는 아이가 많다. 그밖에 여러 가지 병이 원인이 되기도 하고, 때로는 장중첩(장이 꼬이는 증세), 수막염, 뇌종양과 같은 무서운 병이 숨어있는 경우도 있다.

구토를 해도 아이가 안색이나 기분이 괜찮고 식욕이 있을 때는 그다지 걱정할 필요가 없다. 그러나 계속 구토를 하거나 구토물에 담즙이나 피가 섞여 있을 때, 그리고 복통이나 심한 설사, 경련이나 의식장애를 동반할 때는 곧바로 병원으로 가야 한다. 아이가 구토를 반복해서 오랫동안 물을 먹지 못하면 금방 탈수증을 일으켜 위험한 상태에 빠질 수도 있다.

설사

일반적으로 설사는 배변 횟수가 잦고 물 같은 또는 물렁한 변을 배설하는 것을 말한다. 그러나 그것만으로는 병적인 설사인지, 아닌지를 알 수 없으므로, 변이 점액이나 과립이 섞여 있거나 푸른 색을 띠거나 썩은 냄새가 나지 않는지 체크해야 한다.

아기의 변은 천차만별이므로 그 상태가 어떻든 간에 아이가 기분이 좋고 식욕도 있으며 체중이 늘고 있다면 걱정할 필요는 없다. 하지만 아이는 어른에 비해 수분 대사량이 많아 탈수 상태가 되면 위험해지기 때문에 설사와 동시에 구토를 반복하고 수분 섭취가 불가능하다면 서둘러 의사의 진찰을 받아야 한다.

설사는 음식물의 내용이 바뀌었거나 과식했을 때 나타나는 식사성 설사, 또는 감기, 폐렴, 중이염 등과 같은 장관 외 감염, 적리(출혈성 이질), 장티푸스, 병원대장균 등과 같은 세균에 의한 장관 내 감염, 피로, 긴장, 음식 알레르기 같은 환경과 체질에 따른 설사 등으로 나눌 수 있다.

변비

아이가 변을 볼 때 통증(변통)을 호소하는 때도 있는데 보통 변이 쌓이면 장이 혼자서 움직여 밖으로 배설하므로 진짜 변비는 적다. 모유를 먹는 아기는 변비 증상을 보이는 경우가 거의 드물고, 인공적으로 영양을 섭취하는 아기는 때때로 변이 단단해져서 잘 나오지 않는 때가 있는 정도이다.

아이들이 변비와 같은 증상을 보이는 것은 환경적인 변화와 정신적인 동요에 좌우되는 때가 많으므로 언제나 기분 좋게 잘 씹고 규칙적으로 식사하도록 하는 것이 중요하다. 한방에서는 변비를 허실로 나눠 허증 변비에는 변을 윤택하게 하는 작용을 가진 약재를 사용하며, 실증 변비에는 주로 찬 성질의 약재로 처방을 한다.

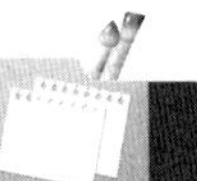

키에 관한 오해와 편견 속설 베스트

헬스를 많이 하면 키가 안 큰다?

성장기 운동에 대한 가장 흔한 오해는 '근력 운동은 키 크는 데 좋지 않다'는 것이다. 그러나 적절한 근력 운동은 근섬유를 늘려 운동 능력을 향상시키고 성장을 돕는다. 다만, 너무 무거운 역기를 들거나, 다리 관절에 무리한 압력과 충격을 주는 운동을 하면 자칫 성장판 혈액 공급이 중단되거나 충격을 받아 손상을 입을 수 있다. 그러므로 반드시 적절한 강도로 운동해야 한다.

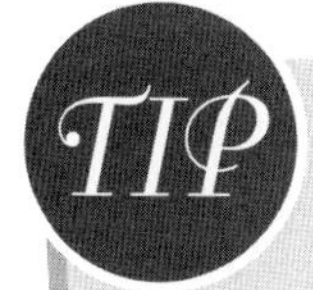

사상체질로 보는 키 성장과 섭생

태양인 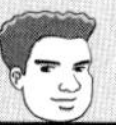

대개 상체가 발달하였으며 허리 부위가 빈약하다. 머리가 크고 얼굴이 둥근 편이며 근육이 비교적 적고 광대뼈가 나온 사람이 많다. 또한 이마가 넓고 눈이 빛난다. 태양인들은 허리가 약해 오래 앉거나 서 있지 못하며, 기대거나 눕기를 좋아하고, 오랫동안 걷는 것을 힘들어 한다.

사고력과 판단력이 뛰어나고 누구와도 잘 사귀며 진취적인 기상이 있다. 영웅심이 있고 자존심이 강하고 일이 뜻대로 되지 않으면 크게 분노하여 건강을 해칠 우려가 있다. 또한 두뇌가 명석하고 창의력이 뛰어나 남이 생각하지 못하는 기발한 착상을 해낸다. 태양인은 수적으로 많지 않기 때문에 감별이 쉽지 않다. 태양인에 속하는 사람으로는 사상의학을 창안한 이제마 선생이 있다.

태양인 – 간 · 담(膽) 허 / 폐 · 대장 실	
해로운 음식	찹쌀, 차조, 수수, 밀가루, 흰콩, 율무, 땅콩, 설탕, 참깨, 무, 당근, 도라지, 더덕, 마, 무잎(열무), 미나리, 모든 육류, 우유, 요구르트, 계란, 담수어, 기름진 음식, 사과, 밤, 대추, 호두, 잣, 은행, 살구씨, 참외, 메론, 수박, 꿀, 로열젤리, 인삼, 녹용, 영지, 홍차, 커피, 비타민 A · B · C · E
유익한 음식	쌀, 현미, 보리, 팥(회색), 검은콩, 색이 있는 콩류, 호밀, 포도당, 검은깨, 들깨, 메밀 메조, 배추, 양배추, 푸른 야채, 연근, 우엉, 파, 양파, 고추, 생강, 마늘, 호박, 가지, 오이, 토마토, 케일, 컴프리, 해조류(김, 미역, 다시마), 바다에서 나는 어패류(특히 새우, 조개, 게, 굴, 오징어, 청어, 고등어), 배, 감, 포도, 귤, 오렌지, 모과, 복숭아, 자두, 살구, 딸기, 바나나, 파인애플, 구연산, 비타민 C, 오가피, 녹차

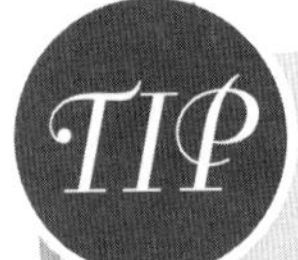

태음인 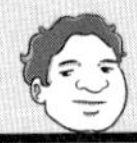

외관상 골격이 굵고 비대한 사람이 많다. 손발이 크고 피부가 거칠며 겨울에는 손발이 잘 튼다. 몸을 조금만 움직여도 땀을 많이 흘리고 힘든 일을 할 때는 더욱 심하다. 이 체질은 어느 정도 땀을 흘려야 건강이 유지되며, 땀을 전혀 흘리지 않으면 병적인 증세가 있다고 보아야 한다. 호흡기가 약해서 다른 체질에 비하여 숨이 차는 때가 많다. 이목구비가 윤곽이 뚜렷하고 걸음걸이는 무게 있고 안정감 있으나 상체를 다소 수그리고 걷는 경향이 있다. 허리가 굵고 배가 나와 다소 거만하게 보이는 경우도 있다.

말이 적어 조용한 편이고 이해타산을 따지는 데 밝다. 한번 시작한 일은 소처럼 꾸준히 노력하여 성취하는 지구력이 있어 크게 성공하는 일이 많다. 자기 주장은 남이 듣거나 말거나 끝까지 소신껏 밀고 나가 언변이 없어 보이기는 하지만 골자가 있다. 유머감각이 뛰어난 경우도 있다. 겉으로는 점잖은 듯 하면서도 속으로는 음흉하여 웬만해서는 속 마음을 드러내지 않는다. 잘못된 것을 알면서도 고집부리며 밀고 나가려는 면도 있다.

여자는 체격이 크고 이목구비가 시원스러워 품위가 있어 보이고, 남자는 다소 무섭거나 성난듯한 인상을 지닌 사람이 많다. 대체로 태음인은 심장이 약하고 겁이 많아 가슴이 두근거리는 증세를 느끼기도 한다.

태음인 – 간 · 담(膽) 실 / 폐 · 대장 허	
해로운 음식	메밀, 밀가루, 검은콩, 색이 있는 콩, 녹두, 옥수수, 검은깨, 들깨, 설탕, 초콜릿, 배추, 양배추, 케일, 미나리, 상추, 조개류, 게, 새우, 굴, 오징어, 낙지, 갈치, 고등어, 청어, 감, 곶감, 포도, 대추, 참외, 메론, 바나나, 모과, 배, 영지, 결명자, 구기자, 오미자, 오가피, 비타민 E
유익한 음식	쌀, 현미, 찹쌀, 보리, 차, 조, 수수, 흰콩, 율무, 감자, 고구마, 무, 당근, 도라지, 연근, 마, 더덕, 시금치, 마늘, 우엉, 해조류(김, 미역, 다시마 등), 소고기, 개고기, 닭고기, 우유, 생선, 사과, 귤, 수박, 밤, 호도, 잣, 은행, 인삼, 녹용, 비타민 A · B · C · D, 구연산, 갈근

소양인 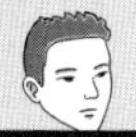

외형적으로 가슴이 발달하고 엉덩이가 빈약한 편이다. 상체는 잘 발달하였으나 하체가 약하여 걸음걸이가 빠르고 다소 경망스럽게 보인다. 대체로 머리가 작고 둥근 편이며 앞뒤가 나온 사람도 있다. 눈매가 날카로워 보이고 입은 크지 않고 입술이 얇으며 턱이 뾰족하다. 살결은 희고 윤기가 적고 땀은 그다지 흘리지 않는다.

목소리는 낭랑하지만 말을 함부로 생각 없이 하는 경향이 있어 흥분했을 때는 말이 조리가 없다. 보기에 경솔하고 무슨 일이나 빨리 시작하고 빨리 끝내므로 일하는 솜씨가 거칠고 실수가 많다. 또한 싫증을 잘 느껴 처음에는 일을 야단스럽게 시작했다가도 끝에 가서 흐지부지해지는 때가 많다.

항상 밖으로 나다니기를 좋아하고 일이나 가정을 소홀히 여기는 경향이 있다. 남의 일에 희생을 아끼지 않고 남을 위해 일하는 데 보람을 느껴 의리 있는 사람으로 보인다. 판단력이 빨라 일을 잘 시작하지만 계획성이 적어 일이 잘 되지 않을 때는 쉽게 체념한다. 불의를 보면 이해 관계를 떠나 물불을 가리지 않고 처리하려는 강직한 성격이 있다. 그러나 상대가 뉘우치거나 사과를 할 때는 쉽게 용서하고 동정심을 갖는다. 솔직, 담백하여 꾸밈이 없고 아첨하는 것을 매우 싫어한다. 성질이 급하고 욕심이 적은 반면, 침착하지 못하고 깊이 생각하는 데는 소질이 없다.

열이 많아 항상 냉수를 즐겨 마시며 빙과류를 많이 먹어도 여간해서 배탈이 나지 않는다. 비뇨생식기 기능이 약하여 여자는 다산하지 못하고 남성도 성기능이 왕성하지 못한 경향이 있다.

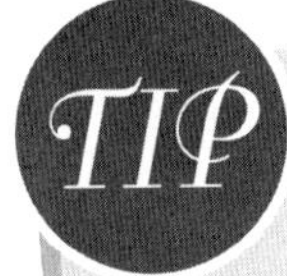

소양인 – 신(腎)·방광 허 / 비(脾)·위(胃) 실	
해로운 음식	찹쌀, 차, 조, 수수, 밀가루, 흰콩, 율무, 감자, 고구마, 참깨, 설탕, 파, 양파, 당근, 도라지, 더덕, 마, 생강, 카레, 후추, 미역, 김, 다시마, 닭고기, 개고기, 노루고기, 양고기, 조기, 사과, 귤, 오렌지, 레몬, 밤, 대추, 호도, 인삼, 녹용, 꿀, 화분, 오가피, 비타민 B
유익한 음식	쌀, 현미, 보리, 팥(회색), 검은콩, 색이 있는 콩, 메밀, 검은깨, 들깨, 배추, 양배추, 푸른 야채, 상추, 시금치, 무잎(열무), 미나리, 케일, 오이, 돼지고기, 소고기, 계란, 대부분의 어패류, 배, 감, 포도, 참외, 수박, 딸기, 메론, 바나나, 파인애플, 영지, 비타민 E, 결명자, 구기자, 오미자, 구연산

소음인 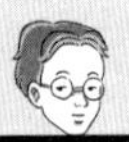

소음인은 외형상으로 상하 균형이 잘 잡혀 있고 보편적으로 체구가 적은 편이다. 용모가 오밀조밀하고 잘 짜여 있어 여자는 예쁘고 애교가 많다. 이마가 약간 나오고 이목구비가 크지 않고 다소곳한 인상이다. 피부가 부드럽고 땀이 적으며 걸음걸이가 자연스럽고 얌전하다. 말을 할 때 눈웃음을 짓는 경우가 많다.

내성적이며 소극적이고 사교적인 데가 있어 겉으로는 부드럽고 겸손한 듯 하나 속으로는 강인하며 조직적이고 치밀한 면이 있다. 또 자기 본위로 매사를 생각하는 경향이 있고 실리를 얻기 위해서는 수단과 방법을 가리지 않는다.

머리가 총명하고 판단력이 빠르며 조직적이고 사무적이어서 윗사람에게 잘 보이나 때로는 지나치게 아첨하기도 한다. 자기가 하는 일에 남이 손대는 것을 싫어한다.

남이 잘하는 일에 질투심이 강하므로 '사촌이 땅을 사면 배가 아프다.' 라는 말은 소음인에게 어울리는 속담이다. 마음이 다소 편협하여 한번 꽁하면 여간해서 풀리지 않고 남에게 인색한 면도 있다. 이익을 위해 지조를 버리는 기회주의자의 성향이 짙다. 찬 음식을 피하고 따뜻한 음식을 먹는 것이 좋고 항상 소화가 잘 된다면 건강한 상태이다.

소음인 − 신(腎)·방광 실 / 비(脾)·위(胃) 허	
해로운 음식	보리, 팥, 밀가루, 메밀, 수수, 검은콩, 색이 있는 콩, 녹두, 율무, 땅콩, 검은깨, 들깨, 초콜릿, 배추, 양배추, 케일, 미나리, 도라지, 당근, 오리, 참외, 수박, 메론, 돼지고기, 조개, 새우, 게, 굴, 오징어, 낙지, 갈치, 고등어, 청어, 감, 포도, 밤, 호도, 잣, 은행, 바나나, 영지, 결명자, 구기자, 오미자, 맥주, 찬 음식, 얼음, 비타민 E
유익한 음식	쌀, 현미, 찹쌀, 차, 조, 흰콩, 옥수수, 감자, 고구마, 상추, 시금치, 파, 양파, 생강, 마늘, 고추, 후추, 카레, 참기름, 무, 연근, 우엉, 미역, 김, 다시마, 파래, 닭고기, 개고기, 소고기, 양고기, 생선, 사과, 귤, 오렌지, 투마토, 복숭아, 대추, 인삼, 녹용, 꿀, 구연산, 비타민 B

자연이 만들어 내는 소리는 뇌를 적당히 자극해
학습 능력을 높여주고 심신을 새롭게 한다

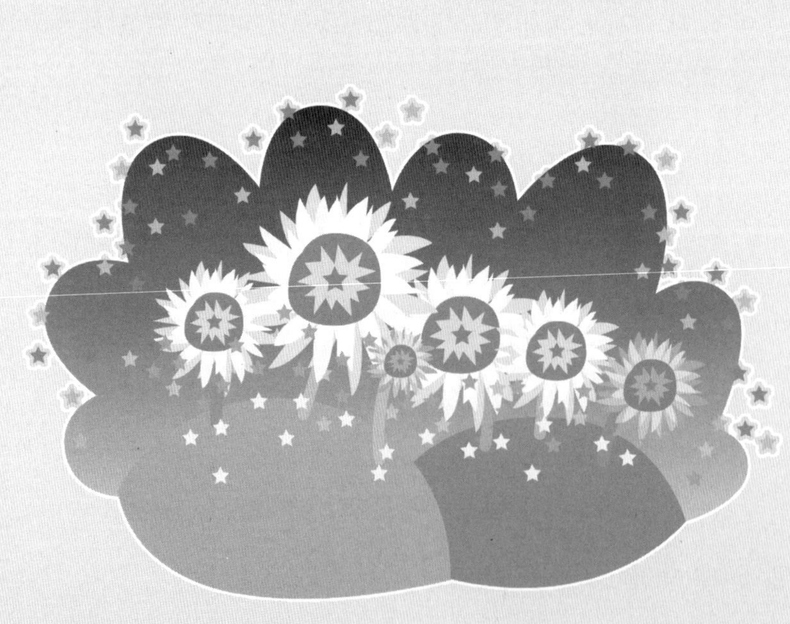

제 9 장

음악과 성장

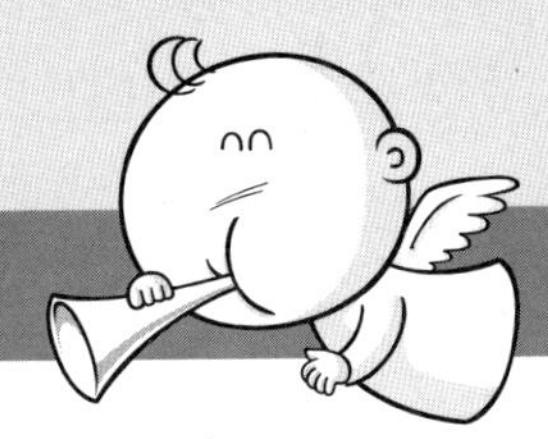

 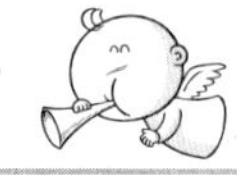

알파파란 무엇인가

알파(α)파란 사람이 편안한 마음으로 휴식할 때 또는 최면 상태나 명상 중에 나오는 뇌파로 주로 8~13Hz 범주의 파동 형태로 나타난다. 가벼운 휴식이나 낮잠에서 깨어난 직후에는 알파파가 10Hz 정도 된다. 이보다 깊은 명상이나 휴식 또는 얕은 수면 상태로 빠져들면 5~7Hz의 쎄타(θ)파로 인체 뇌파가 변한다. 4Hz 이하가 되면 그야말로 깊은 수면 상태로 들어간다. 알파파일 때 집중력이 가장 강해지고 명상 효과 역시 극대화된다.

그렇다면 뇌에서 알파파가 나오는데 구태여 왜 알파파 음악을 들어야 하는지 의문이 생길 것이다. 사람이 낮에 활동을 하는 동안에는 각성도가 높아지고 예민해져서 주로 13Hz 이상의 베타(β)파가 나온다. 이 때 어떠한 일로 집중을 해야 하거나 특별한 목적으로 알파파가 필요해도 마음처럼 쉽게 알파파의 상태가 되지 않는다. 또한 필요한 시간만큼 알파파 상태를 유지하는 것조차 대단히 어렵다.

따라서 알파파의 효과를 얻으려면 일정 시간 반복적인 훈련을 해야 한다. 알파파 효과를 일정 시간 동안 유지해야 할 때는 알파파 기능 음악이 도움이 된다.

마음이 괴롭고 잠이 오지 않을 때 비 소리를 들으면 대부분 사람은 마음이 편안해진다. 또 조용한 파도 소리는 색다른 정취 속으로 빠져들게 하고 들판에 나가 새소리를 들으면 일시에 기분을 바꿔준다. 그 이유는 자연의 소리에서 초음파가 발생하기 때문인데, 이 음파는 물질과 물질이 서로 부딪혀서 나는 것으로 사람의 귀에는 들리지 않는 영역에 있다.

　자연의 소리는 듣는 것만으로 마음을 편안하게 한다. 또 거기에서 나오는 초음파는 사람으로 하여금 스스로 알파파를 만들어내도록 자극한다. 자연이 만들어 내는 소리는 자연 치유력을 갖고 있을 뿐만 아니라 뇌를 적당히 자극해 학습 능력을 높여 주고 심신을 새롭게 한다.

　음악으로 만들어지는 초음파에도 이와 같은 효과가 있다. 록 음악보다 클래식 음악을 들을 때 마음이 안정되는 이유는 클래식 음악이 알파파 효과를 주는 빈도가 훨씬 많기 때문이다. 또한 여러 악기에서 나오는 화음이 어우러져 극적인 효과를 주기 때문이다.

　클래식 음악도 곡의 종류에 따라 느껴지는 분위기가 다르다. 예를 들어, 마음이 무거울 때는 바흐나 베토벤의 음악 또는 랄로의 〈스페인 교향곡〉을 듣는 것이 좋다. 혈압이 상승할 때는 드뷔시의 〈바다〉나 베토벤의 〈전원 교향곡 제3악장 시냇가〉와 같은 곡을 들으면 진정 효과를 얻을 수 있다. 이 곡들을 들으면 곡의 독특한 분위기, 여러 관현악기가 연주될 때 리드와 공기의 마찰로 나오는 규칙적인 진동, 그리고 활과 현의 마찰로 생기는 가청 영역 바깥의 음파인 초음파도 고스란히 느낄 수 있다.

　우리 귀에는 화음과 선율만 들리지만, 우리 뇌는 초음파를 인식하고 알파파를 방출한다. 이로써 우리는 알파파의 효과에 힘입어 부차적인 생리 효과를 얻을 수 있다.

　음파로 마음을 진정시키고 생리적인 변화를 추구하는 것은 자연의 소리를 듣거나 연주를 듣지 않아도 얼마든지 가능하다. 어부들이 고기를 잡을 때 초음파를 미약하게 발사해도 특정 주파수대에 있는 고기들이 잡힌다고 한다. 이처럼 특정 파동 범위에 있는 초음파를 음향에 주입시키면 그 효과를 낼 수 있다. 특정 주파수 대역의 초음파는 성장기 아동의 뇌하수체 전엽에서 분비되는 성장호르몬의 양을 늘리는 데도 효과가 뛰어난 것으로 알려져 있다.

청소년기는 각종 스트레스를 많이 받는다. 아동기에는 전혀 겪어보지 못한 불만, 반항심, 두려움, 절망, 패배 등으로 마음의 상처, 욕망, 좌절, 허탈감에 젖을 때도 있다. 이러한 요소들은 성장에 적지 않은 장애를 준다. 마음이 편하지 않으면 식욕도 떨어지고 활기도 없으며 성격도 의기소침해지기 쉽다. 그러면 스트레스는 더욱 크게 다가와 불안감이 지속되고, 그 영향으로 생활 패턴도 달라지고 결국 성장이 더뎌질 수밖에 없다. 이런 부정적 고리는 음악이라는 방법으로 풀 수 있다.

앞에서 말한 클래식 음악을 자주 들으면 스트레스 호르몬이라고 불리는 아드레날린, 노르아드레날린(노르에피네프린) 등이 분비되더라도, 낙관적이고 느긋한 생각을 할 때 나오는 베타엔돌핀이 상대적으로 많이 생성되어 스트레스에 대처할 수 있다. 알파파 파동 효과를 주는 음악을 틈이 나는 대로 듣는다면, 뇌는 알파파를 쉽게 만들어내는 데 익숙해져서 의지에 따라 알파파를 만들어 낼 수 있다.

하지만 청소년기에는 해야 할 일이 많다. 공부도 하고 친구도 사귀어야 한다. 이러한 이유 등으로 명상에 집중할 수 없다면 배경 음악을 틀고 공부를 하거나 쉬면 된다.
배경 음악은 아주 작은 소리로 들어야 하며 볼륨을 높이면 효과가 없고 헤드폰으로 들으면 효과가 떨어진다. 그러므로 어떤 일에 열중할 때에는 전혀 소리가 들리지 않다가 잠시 휴식할 때 들리는 정도의 크기로만 들어야 한다.
알파파 음악을 배경 음악으로 듣는다면 아마도 더 없이 기분 좋은 아늑함을 느끼게 될 것이다. 물론 악기 소리는 자세히 들리지 않겠지만, 우리 뇌는 가청권역대 바깥의 음파도 느낄 수 있다.

조용한 목소리가 호소력이 있듯이 우리 뇌도 큰 소리에 주의를 집중하는 것은 아니다. 조용하지만 연속적인 음악을 들을 때 뇌가 기분을 편안하고 좋게 한다.

성장에 힘이 되는 음악 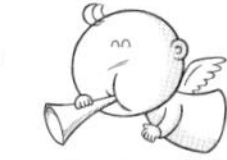

식물에게도 음악을 - 그린 음악

'젖소에게 음악을 들려주었더니 우유가 많이 나왔다, 암탉에게 음악을 들려주었더니 계란을 훨씬 많이 낳았다, 돼지에게 음악을 들려주었더니 육질이 좋다.' 는 매스컴의 보도가 있었다. 이와 마찬가지로 태교 음악의 중요성을 전문가들은 강조하고 있다. 그렇다면 동물뿐만 아니라 식물 들도 음악을 좋아할까?

인도의 화신 중 하나인 크리슈나가 음악으로 신록을 가꿨다든가, 무굴제국 악바르 황제의 신하가 영혼을 안정되게 한다는 인도 전통 종교 음악 라가(raga)를 불러 시든 꽃을 살렸다는 이야기가 있다.

국내에서도 음악이 식물에 미치는 영향을 발표해 화제가 된 사람이 있다. 농촌진흥청 곤충 잠사 연구소의 이완주 박사이다. 그는 5년간 실험을 통해 식물이 좋아하는 그린 음악(green music)을 개발했다. 이완주 박사는 식물에게 그린 음악을 들려주었더니 성장이 촉진될 뿐 아니라 해충 발생을 억제하는 효과가 있었다고 발표했다.

그렇다면 그린 음악이란 무엇인가? 그린 음악은 명랑한 동요 풍의 음율에 물소리,

바람소리, 새소리 등 자연의 소리를 곁들인 것을 말한다. 이완주 박사의 실험에 의하면 음악을 듣고 자란 신비디움 양란은 무려 44% 성장하였다. 또한 뽕나무는 가지가 29%나 자랐고, 오이는 무게가 36% 증가하였다고 한다. 음악은 식물의 성장에도 도움이 되는 듯하다.

락 음악보다 클래식 음악을 좋아하는 호박덩굴

1970년대 메조 소프라노 가수였던 리터랙 부인이 식물은 시끄러운 락 음악보다 클래식 음악을 선호한다고 발표하면서 그 근거가 된 실험이 알려지게 되었다.

리터랙 부인은 한쪽 호박은 하이든, 바흐, 베토벤, 모차르트, 슈베르트 등이 작곡한 클래식 음악을, 다른 쪽 호박은 락 음악을 들으며 자라게 했다. 그 결과 클래식 음악을 들은 호박덩굴은 오디오를 향해 벋어갔고, 락 음악을 들은 호박 줄기는 오디오 반대 방향으로 자랐다.

리터랙 부인의 실험 결과는 일본 사람들에게 잘 알려져서 활용되고 있다. 많은 일본인들이 음악을 틀어놓고 우동이나 술과 빵 등을 만든다고 한다. 그리고 음악으로 맛을 돋구고 음식의 성질을 잘 살린다는 이유로 더 비싼 가격을 받는다고 한다.

뉴에이지

뉴에이지는 고전 음악의 난해성과 대중 음악의 경박성 모두를 지양하여 듣기 편하도록 만든 음악을 가리킨다. 뉴에이지 음악가들은 뉴에이지가 인간의 잠재 능력이나 불가사의한 일도 개발하여 이룰 수 있다고 주장한다. 뉴에이지는 범신론, 우주와의

합일사상(한의학에서는 인간을 소우주라 표현함), 인본주의, 종교다원론 등의 세계관을 바탕으로 하여 '자연으로 돌아가자.' 라는 신조로 만든 음악이다.

뉴에이지는 1964년 토니 스콧이 명상을 위해 작곡한 음악에서 시작되어 스티브 헬펀, 폴 혼 등에 의해 하나의 실험 음악으로 발전되었다. 1976년 윈댐 힐 레이블이 설립되면서 체계화되었고, 1980년 조지 윈스턴의 앨범 〈December〉가 인기를 끌면서 널리 알려졌다. 최근에는 엔야, 야니, 유키구라모토, 시크릿가든, 앙드레가뇽 등의 뉴에이지가 많은 사람들에게 사랑을 받고 있다. 뉴에이지를 좋아하는 사람들은 클래식 음악처럼 딱딱하지 않고 랩 음악처럼 따라가기 힘들지 않고 발라드처럼 식상하지 않아서 좋다고 한다.

뉴에이지를 듣고 있으면 푸른 초원에 있는 것처럼 마음이 편안해지고 마음을 조용히 정리할 수 있다. 뉴에이지 역시 심리적인 안정과 뇌파를 안정시켜 성장에 도움이 될 것으로 판단된다.

성장호르몬 분비량을 늘려주는 음악

- 베토벤의 교향곡 제6번 바장조 〈전원〉 제1악장
- 베토벤의 〈합창〉
- 바흐의 〈G선상의 아리아〉
- 모차르트의 〈론도 알레그로〉 – 세레나데 제13번 사장조 아이네 클라리네 나하트 무지크
- 슈베르트의 〈세레나데〉
- 생상의 〈백조〉
- 드보르작의 〈유모레스크〉
- 브람스의 〈헝가리 무곡 제 5번〉
- 비발디의 라르고 – 〈사계〉 중 겨울 제2악장
- 슈만의 트로이 메라이 – 〈어린이의 정경〉 중에서
- 크라이슬러의 〈사랑의 슬픔〉
- 거시윈의 〈서머타임〉
- 푸치니의 허밍 코러스 – 〈나비 부인〉 중에서
- 브람스의 〈자장가〉
- 비숍의 〈즐거운 나의 집〉
- 베토벤의 〈엘리제를 위하여〉
- 베토벤의 〈월광 소나타〉

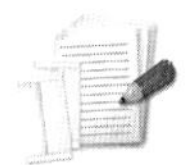

10월 31일이면 만 4세가 되는 남자 아이를 둔 엄마입니다. 남편이나 제가 키가 작아서 아이까지 키가 작을까 고민입니다. 잘 먹으면 키가 클 수도 있다고 하던데, 저희 아이는 먹는 것을 좋아하지 않아 밥을 먹일 때마다 애를 먹습니다.

지금도 아이의 키는 또래보다 작습니다. 큰 키를 원하는 것은 아니지만, 아이가 키 때문에 청소년기에 자격지심을 느끼지는 않을지 고민입니다.

아이의 키 성장을 위해 제가 할 수 있는 방법에는 무엇이 있습니까? 또 한방 치료는 몇 살부터 가능한지, 비용과 효과는 어느 정도인지 궁금합니다.

A 키 성장은 오래 전부터 유전이 중요한 원인으로 인식되어 왔습니다. 그러나 요즘은 영양과 운동도 중요한 요인으로 인식되고 있습니다. 이것을 종합하면 키 성장을 위해서는 유전적인 것만 생각하지 말고, 후천적인 노력이 있어야 한다는 결론이 나옵니다. 다음 경우를 생각해봅시다.

미국의 스포츠 스타들을 보면 유난히 흑인이 많습니다. 그들의 조상은 아프리카에서 노예로 팔려 왔을 때 지금의 아프리카인들처럼 신체적 조건들이 열악했을 것입니다. 그러나 현재 미국에 있는 흑인들은 오히려 백인들보다 좋은 신체 조선을 가진 사림이 많습니다.

예를 들면, 농구 스타 마이클 조던은 어릴 때 키가 작았지만, 틈나는 대로 열심히 농구를 했더니 성인이 될 때까지 엄청난 성장을 했다고 합니다. 당시만 해도 흑인이 백인에 비해 부유하지 못했으므로 영양적인 면도 그다지 좋지는 않았을 것입니다. 그렇다면 그가 지금과 같이 성장할 수 있었던 비결은 무엇입니까?

얼마 전 미국에 사는 이민 2세대를 만나 체격 조건에 관한 이야기를 나눌 기회가 있었습니다. 그들은 자신들의 키가 이민 1세대보다 크고, 체력 역시 그곳에 살고 있는 백인이나 흑인에 뒤지지 않는다고 했습니다.

대체로 키는 민족마다 조금씩 다릅니다. 그 이유는 유전, 영양, 운동 외에도 민족마다 다른 문화생활, 위생, 식습관과 풍습, 기후와 연관이 있다고 봅니다.

구시대 일본인들은 대부분 키가 작았으나 요즘 일본 젊은이들은 키가 많이 자랐습니다. 우리나라도 마찬가지입니다. 요즘 10대들은 지금 40~50대에 비해 평균 신장이 꾸준히 커지고 있습니다.

그렇다면 이런 차이는 어디에서 옵니까? 키는 유전이라는 고정관념에 얽매여 생각하기보다 다른 여러 가지 요소들과 함께 연관 지어야 합니다. 사회적, 문화적 요소를 비롯한 여러 환경(여건)이 향상되면 평균 키는 커집니다. 같은 민족이라도 생활 여건과 시대에 따라 평균 키가 달라지는 이유도 이 때문입니다.

확실히 나아진 여건에서 살아가는 요즘 아이들이 예전 어른들보다 성장호르몬의 분비량이 훨씬 높을 것입니다. 이것은 요즘 아이들의 키가 잘 말해줍니다. 환경이 좋아지면 성장호르몬도 더 잘 분비되기 마련입니다. 여건이 나아졌다는 것은 영양을 고루 섭취하고 적절한 취미와 휴식을 하며 스트레스가 적어졌다는 말로 풀이할 수 있습니다.

키 성장을 위해서 중요한 것은 유전과 환경적인 요인 외에도 마음을 다스리는 것입니다. 어떤 이유로든 스트레스를 받으면 스트레스 호르몬이 나와 성장호르몬 분비를 방해하고 그 활동마저 위축시킵니다. 아무리 환경이 좋아도 스트레스를 받아 긴장한다면 성장에 방해가 됩니다. 스트레스는 성장을 방해하는 주된 인자입니다.

미국 아이들이 평균 키가 큰 것은 어쩌면 가정과 학교 생활 문화가 우리와 다르기 때문일지도 모릅니다. 미국 어른들은 아이들에게 스트레스를 주지 않는 편입니다. 한국에서처럼 부모의 욕심을 한몸에 받으며 자라는 아동들은 말로 표현하지 못할 스트레스를 받게 됩니다. 부모들은 아이들에게 그저 잘 먹이기만 하면 키가 클 것이라고 생각하지만 문제는 그리 간단하지 않습니다.

미국의 부모들은 부담을 주기는커녕 오히려 방만하다 싶을 정도로 아이들을 자유롭게 키웁니다. 그러므로 미국 아이들은 생각과 행동이 안팎으로 자유롭습니다. 선생님에게 농담을 건네면서도 좋은 건 좋다, 싫은 건 싫다라고 분명히 말할 수 있는 자유로움이 있습니다. 이런 분위기 속에서 자연스럽게 성장호르몬이 분비되는 듯합니다.

한편, 아이의 성격과 활동도 키 성장에 관여를 한다고 추측할 수 있습니다. 마음이 편하면 성장호르몬이 최대한 많이 분비되기 때문입니다. 따라서 어떻게 마음을 편하게 유지하느냐 하는 것은 키 성장에 또 다른 문제가 됩니다.

매시간 갖가지 생각이 교차하는 상황에서 편안한 마음을 가지는 것은 쉬운 일이 아닙니다. 그러므로 아이가 마음을 편안하게 할 수 있도록 부모가 지도하는 것이 중요합니다. 먹을 것을 충분히 준다고 아이가 자라는 것은 아닙니다. 부족하게 먹여도 마음에 부담이 없이 편안하게 자라게 하면 성장호르몬 분비가 늘어나 잘 자랄 수 있습니다.

아이라고 해서 스트레스를 받지 않는 것은 아닙니다. 오히려 어른들보다 배출 방법, 해소 방법이 익숙하지 않기 때문에 스트레스를 풀지 못하는 경우가 많습니다. 그래서 아이들은 스트레스를 엉뚱하게 배가 아프다거나 코가 막힌다는 식으로 하소연합니다. 아이의 키 성장을 원한다면 아이가 스트레스를 받지 않고 편안하게 생활하도록 관리해야 합니다.

수영을 많이 하면 키가 큰다?

수영은 일반 운동처럼 중력이 아닌 다리 근육의 활동으로 성장판을 자극하기에 늘씬한 체형을 만드는 데는 최고의 운동이라고 할 수 있다. 또한 유산소 운동이므로 폐활량을 크게 하여 혈액순환도 원활하게 한다.

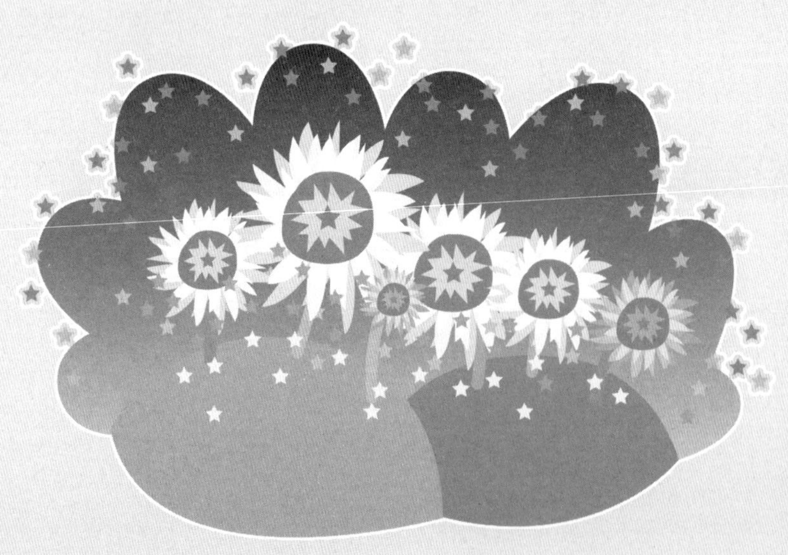

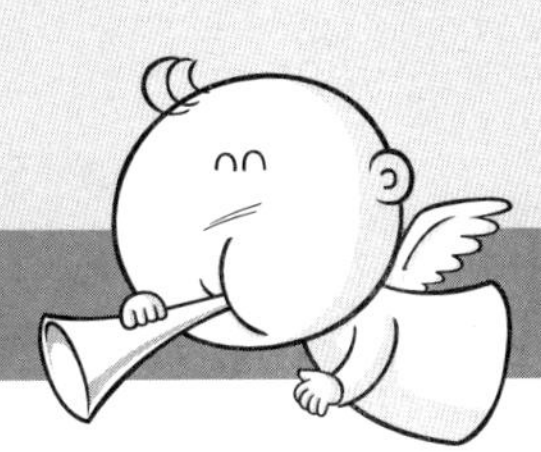

제 10 장

키를 쑥쑥 크게 하는

키 성장 체조

기지개 펴기 체조

효과 잘못된 자세로 잠을 자면 몸이 틀어지기 쉬운데, 이 체조는 전신의 관절을 쭉 펴서 잘 못된 자세를 바로 잡아준다. 그리고 최대한 억제하고 있던 호흡을 마지막에 크고 깊게 내뱉어 신진대사를 원활하게 한다.

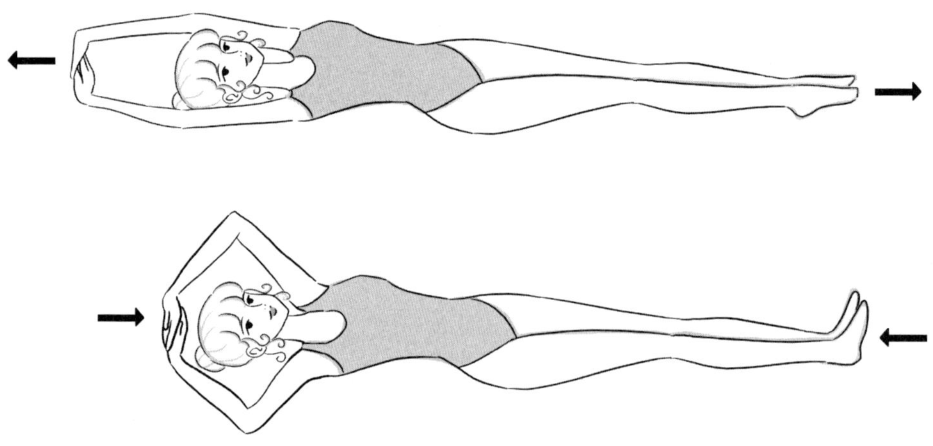

❶ 바닥 위에 눕는다.

❷ 심호흡을 3회 한다.

❸ 손바닥을 위로 하여 깍지를 끼고 머리 위로 쭉 뻗는다. 목과 몸통, 다리도 기지개 펴 듯이 쭉 펴고 발끝도 한껏 뻗은 상태에서 심호흡을 1회 한다.

❹ 전신에 긴장과 힘을 완전히 빼면서 같은 동작을 3회 반복한다.

잠자리 체조

효과 자는 동안에 구부러졌던 자세를 반듯하게 펴주고, 등뼈에 가하고 있던 체중의 압력을
풀어 전신의 관절을 늘림과 동시에 척추 이상(고양이 등, 거북 등)을 교정한다.

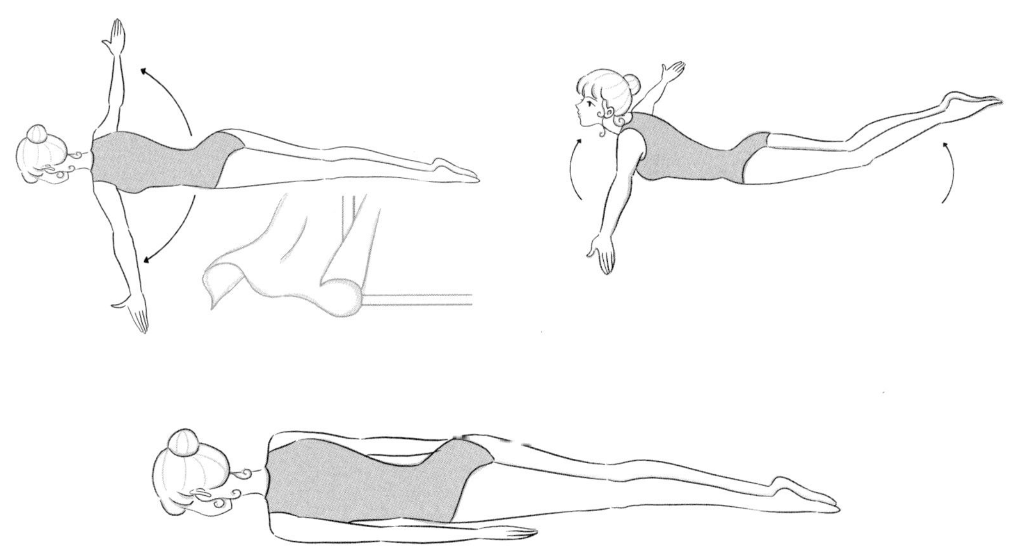

❶ 엎드린 상태로 누워서 전신의 힘을 뺀다.

❷ 양팔을 어깨까지 천천히 펼친다.

❸ 잠자리가 날고 있는 듯한 자세로 양팔과 발을 뻗으며 목을 든다.

❹ 조용히 원래 자세로 돌아간다. 같은 동작을 5회 반복한다.

몸통 늘이기 체조

효과 등뼈를 비트는 운동으로, 등뼈를 이루고 있는 관절과 그것을 받치고 있는 근육을 운동
시켜 키가 커질 수 있도록 자극한다.

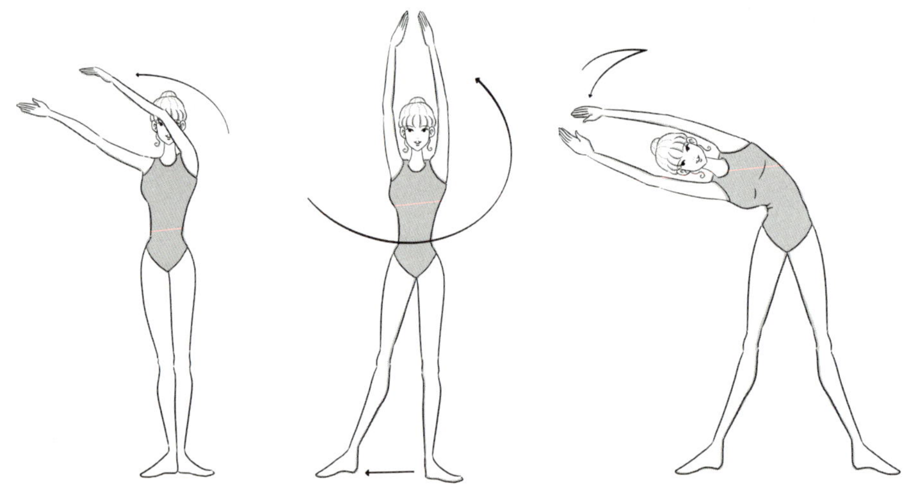

❶ 다리를 모으고 자연스럽게 선다.

❷ 양팔을 왼쪽 뒤 방향으로 세게 돌리는 동시에 허리를 좌로 튼다.

❸ 왼쪽으로 돌린 팔과 허리의 힘을 한 번 뺀다.

❹ 곧 다시 한번 양팔을 편 채로 몸통을 ❷보다도 더욱 세게 힘껏 좌로 돌린다.

❺ 이번에는 좌로 돌린 반동을 이용하여 양팔을 편 채로 몸통을 우로 돌리는 동시에 오른쪽
  다리를 한 발짝 옆으로 내딛고 이어서 왼쪽 다리를 오른쪽 다리 옆으로 이동시킨다.

❻ 오른쪽으로 한 걸음 이동한 데서 팔과 허리를 오른쪽으로 세게 돌린다.

❼ 한 번 힘을 뺀다.

❽ 순서 ❻보다도 더 세게 오른쪽으로 몸통을 돌린다.

❾ 그 반동을 이용하여 왼쪽으로 몸통을 돌리는 동시에 왼쪽으로 한 걸음 이동한다. 좌우
  교대로 10회씩 반복한다.

몸통 돌리기 체조

효과 상체를 좌우로 굴곡시켜 척추의 이상을 고치는 동시에 허리 지방을 줄여 허리를 가늘
고 날씬하게 한다.

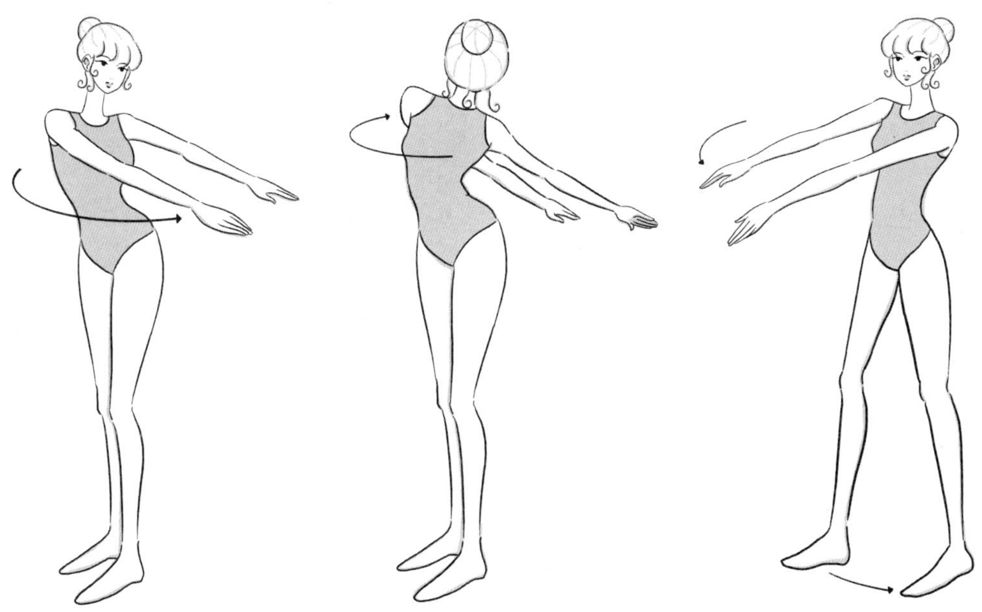

❶ 양다리를 가지런하게 하고 자연스럽게 선다.

❷ 양팔을 왼쪽에서부터 크게 원을 그리듯이 머리 위로 돌려 넘긴다(오른쪽으로 2회전
한다).

❸ ❷의 동작을 3회째 할 때는 오른발을 옆으로 한걸음 내딛는다.

❹ 양팔을 오른쪽으로 돌려 넘기면서 힘껏 상체를 오른쪽으로 꺾는다(상체가 앞으로
기울어지지 않도록 한다).

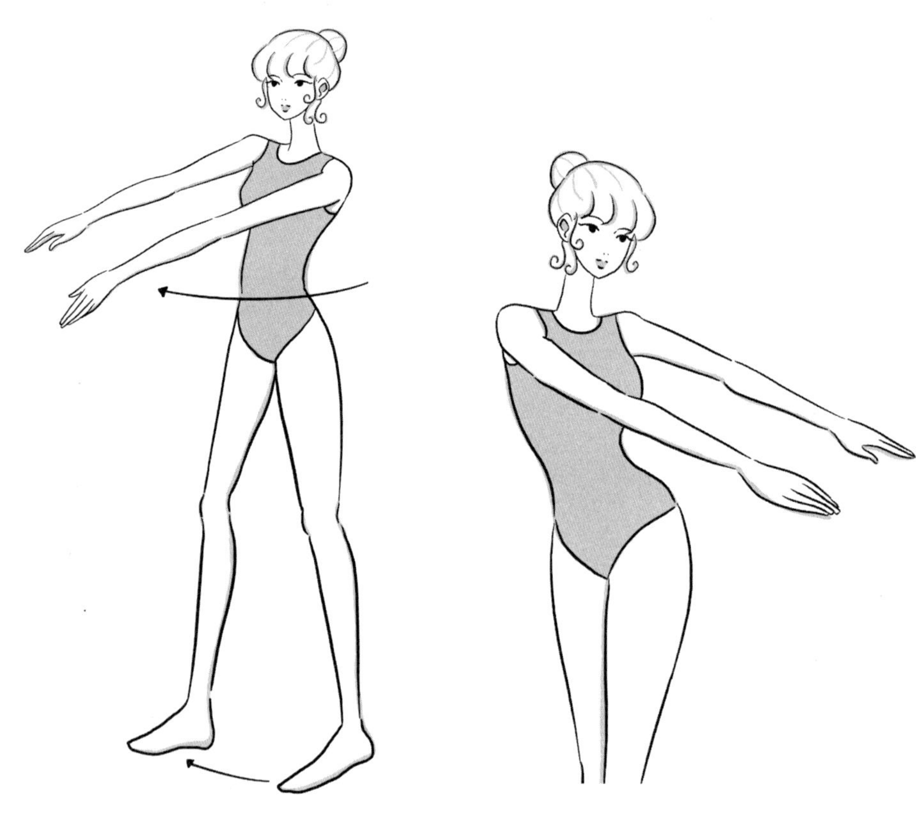

❺ 오른쪽으로 꺾은 반동을 이용하여 한 번 더 상체를 오른쪽으로 꺾는다.

❻ ❺의 반동을 이용하여 왼쪽 다리를 오른쪽 다리에 붙이고 양팔을 왼쪽으로 돌린다.

❼ ❻에서 말한 동작을 3회째 할 때에는 왼쪽 다리를 옆으로 한 발짝 내딛는다.

❽ 양팔과 상체를 좌로 힘껏 두 번 꺾었다가 ❶로 돌아간다. 좌우 교대로 3회씩 6회 반복한다.

발 내딛으며 가슴 펴기 체조

효과 가슴 발육을 촉진하며 뼈와 목뼈 등의 성장 발육을 돕고 다리를 길게 만든다.

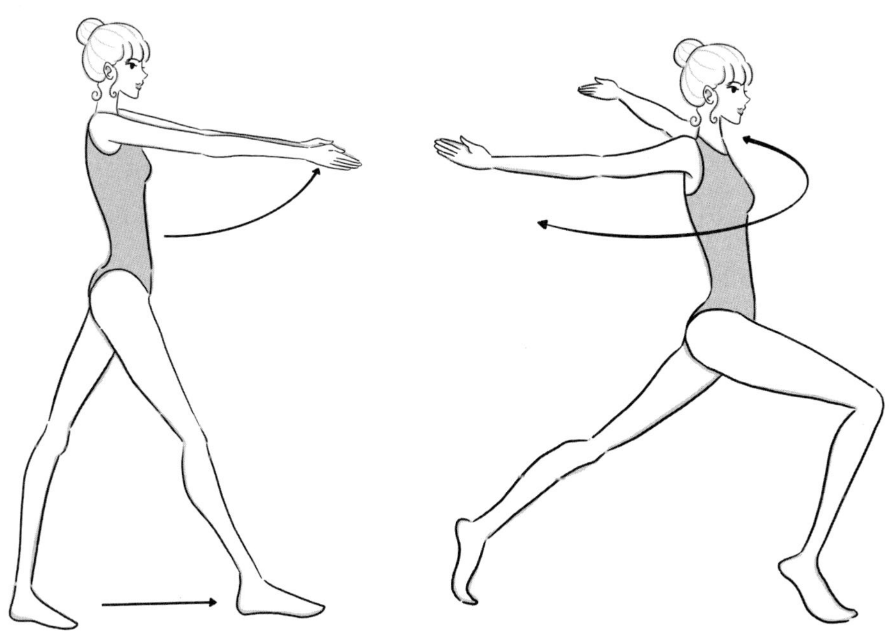

❶ 양다리를 가지런하게 하고 자연스럽게 선다.

❷ 양팔과 오른쪽 다리를 동시에 앞으로 내놓는다.

❸ 앞으로 내놓은 양팔을 좌우로 펼치면서 오른쪽 무릎을 구부린다.

❹ 양팔을 수평으로 세게 펼치는 동시에 체중을 오른쪽 다리에 싣는다.

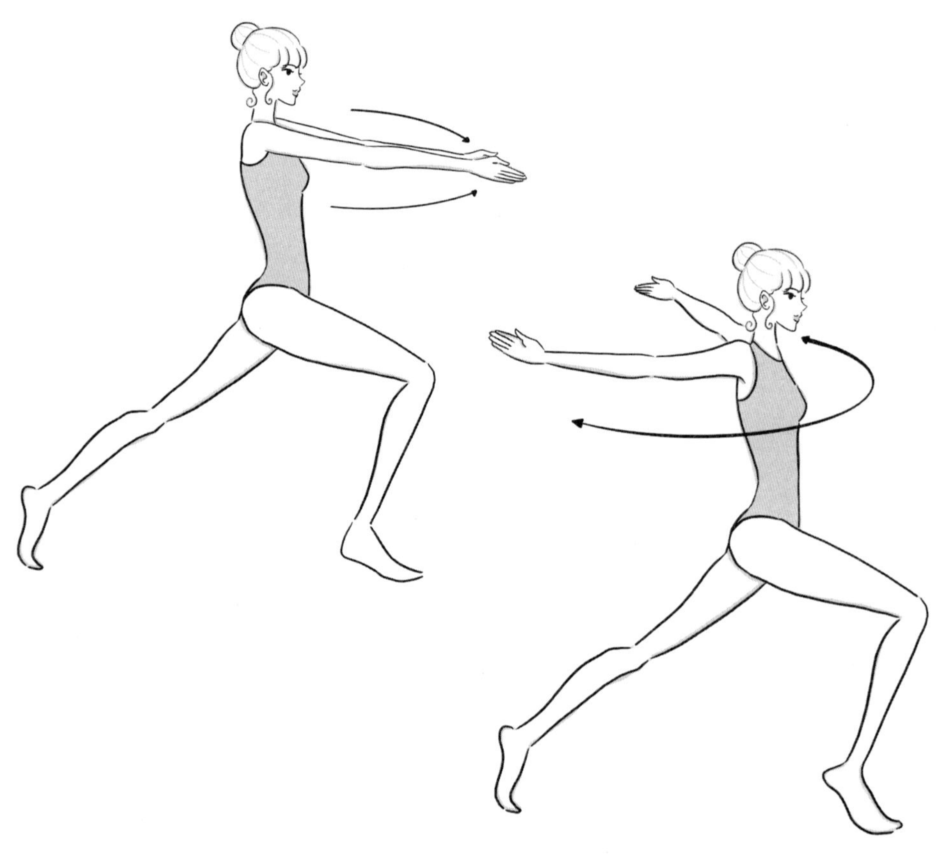

❺ 펼친 양팔을 앞으로 가져온다.

❻ 양팔을 세게 수평으로 펼치면서 가슴을 앞으로 내민다.

❼ 이번에는 왼쪽 다리를 내놓고 똑같이 한다. 오른쪽 다리, 왼쪽 다리를 번갈아 내놓으며 10회씩 반복한다.

노 젓기 체조

효과 척추의 이상(고양이 등, 거북 등, 옆으로 휜 등 따위)을 개선하고 등을 곧게 한다. 또한 다리 대퇴골, 목뼈 등의 뼈를 늘려 준다. 등뼈와 다리를 균형 있게 만들어 키 성장에 도움을 준다.

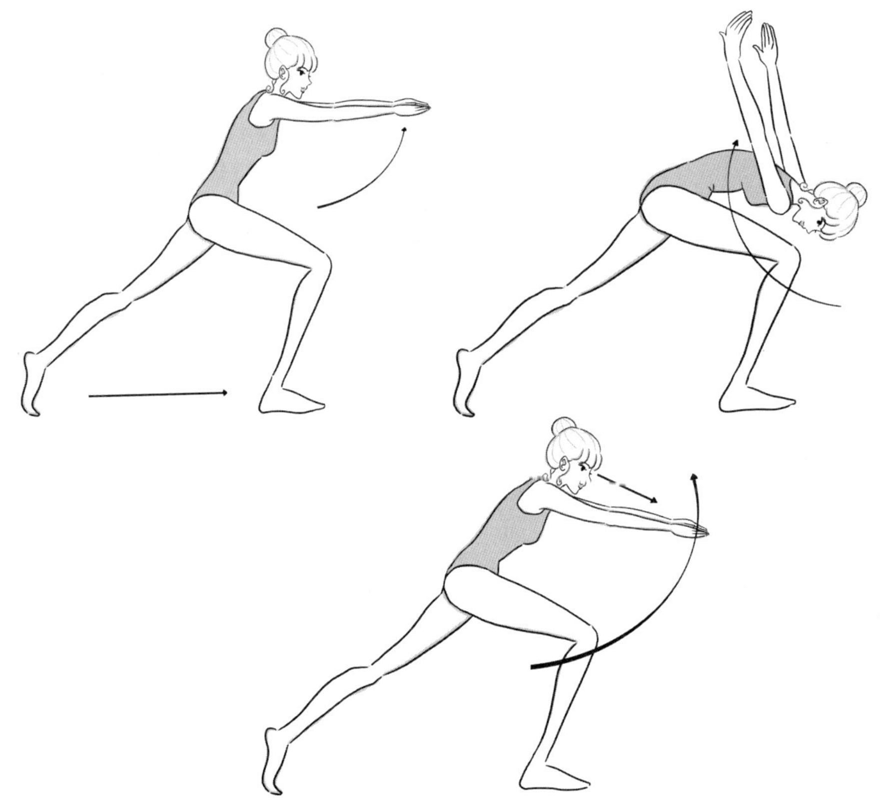

❶ 양다리를 가지런하게 하고 자연스럽게 선다.

❷ 양팔을 앞으로 올리면서 오른쪽 다리를 내놓는다.

❸ 이어서 상체를 힘껏 앞으로 쓰러뜨리면서 양팔을 뒤로 힘껏 올린다.

❹ 반동을 이용하여 양팔을 머리 위로 뻗는다. 시선은 앞을 본다.

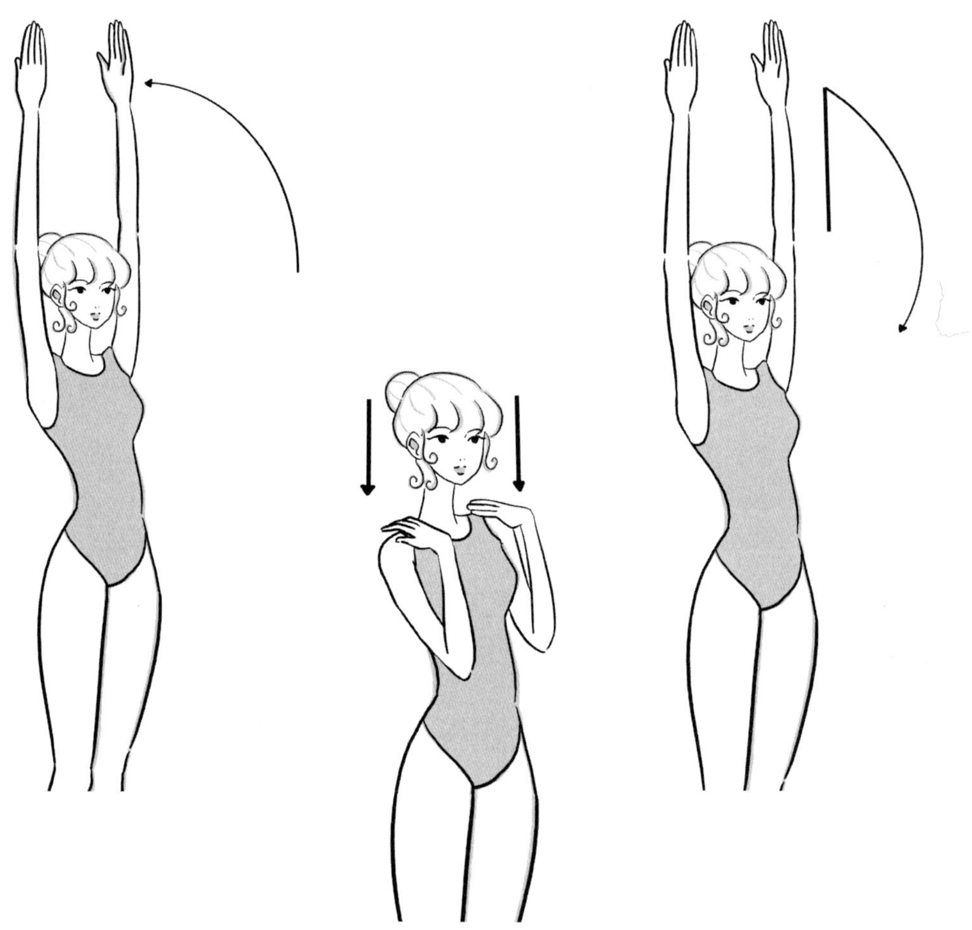

❺ 양팔을 머리 위로 뻗으면서 오른쪽 다리는 자연스럽게 제자리로 옮긴다.

❻ 양팔을 세게 꺾는다.

❼ 양팔을 다시 머리 위로 뻗고 발만 바꾸어서 ❷부터 ❻까지 반복한다. 왼쪽 다리와 오른쪽 다리 10회씩 반복한다.

다리 마찰 후 뒤로 차기 체조

효과 다리를 마찰하여 혈액과 임파액의 흐름을 돕고 다리 아래 부분까지 신선한 영양분이 공급되게 하며 노폐물의 배출을 촉진시킨다. 그리고 다리의 성장 연골에 가벼운 동적 자극을 주어 다리를 길게 만든다. 또한 상체 펴기와 뒤로 차기로 허리와 다리의 피하 지방을 감소시켜 허리와 다리를 가늘게 만든다.

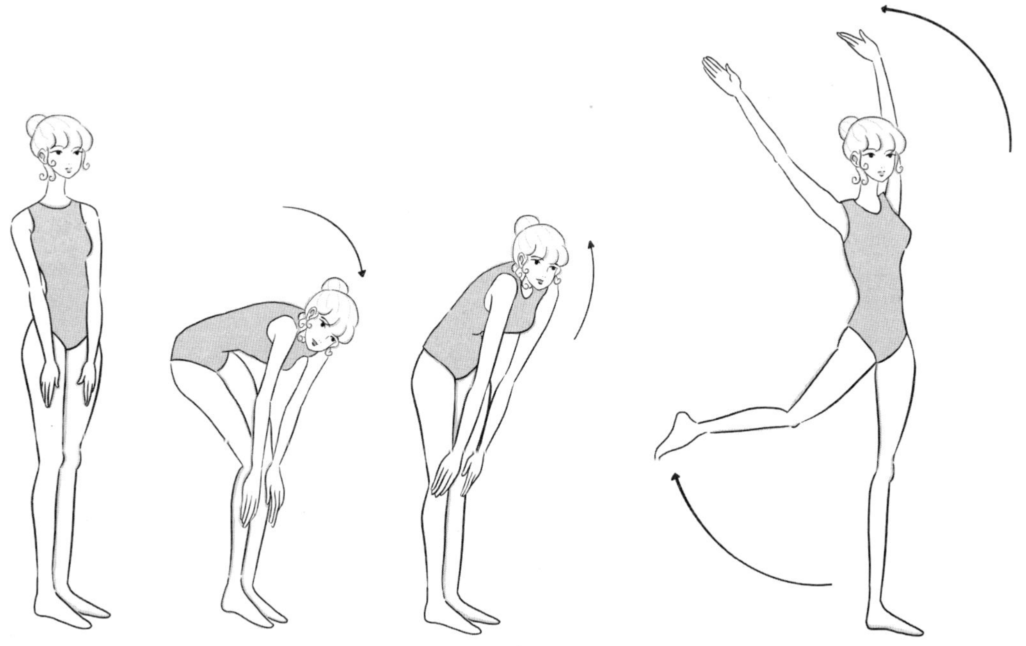

❶ 양다리를 가지런하게 하고 손으로 양넓적다리를 가볍게 쥐고 자연스럽게 선다.

❷ 양팔을 아래로 뻗은 채로 상체를 앞으로 숙이며 다리를 쥐듯이 하면서 넓적다리에서 발목까지 마찰한다.

❸ 상체를 일으켜 세우면서 발목에서 넓적다리까지 마찰한다.

❹ ❶~❸을 2회 반복한 다음에 양팔을 위로 들고 전신을 활처럼 젖히며 오른쪽 발을 뒤로 차올린다. 왼발도 마찬가지로 하며 6회씩 반복한다.

다리 마찰 후 뒤로 가슴 젖히기 체조

효과 다리 마찰을 함으로써 신체 하부의 혈액과 임파액의 순환을 좋게 하며 다리 뼈와 근육에 충분한 영양분을 보급하고 성장을 방해하는 노폐물을 제거한다. 또 다리의 리드미컬한 구부림과 뻗기 그리고 외측에 가한 마찰로 성장선에 적당한 자극을 줌으로써 안짱다리를 고치고 다리가 길어지게 한다. 다리 근육을 발달시켜 근육 가까이에 있는 피하지방과 부착지방을 감소시켜 다리와 허리를 가늘게 만든다.

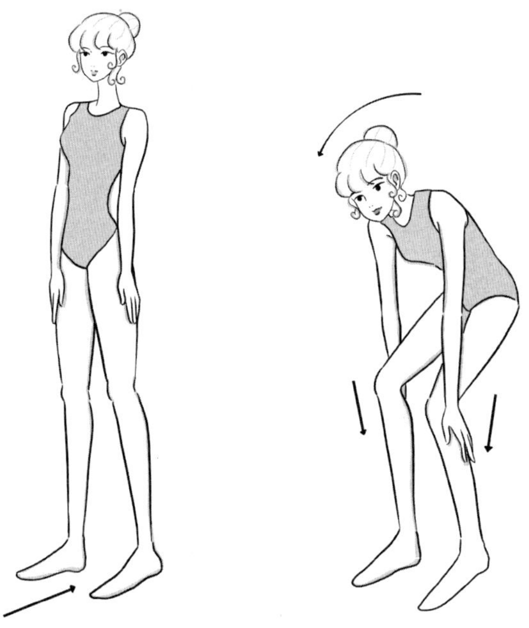

❶ 양다리를 조금 벌리고 양무릎을 가볍게 쥐고 선다.

❷ 양팔을 아래로 뻗은 채로 상체를 앞으로 구부리며 무릎도 구부리면서 다리 바깥쪽을 누르듯이 하며 발목까지 마찰한다.

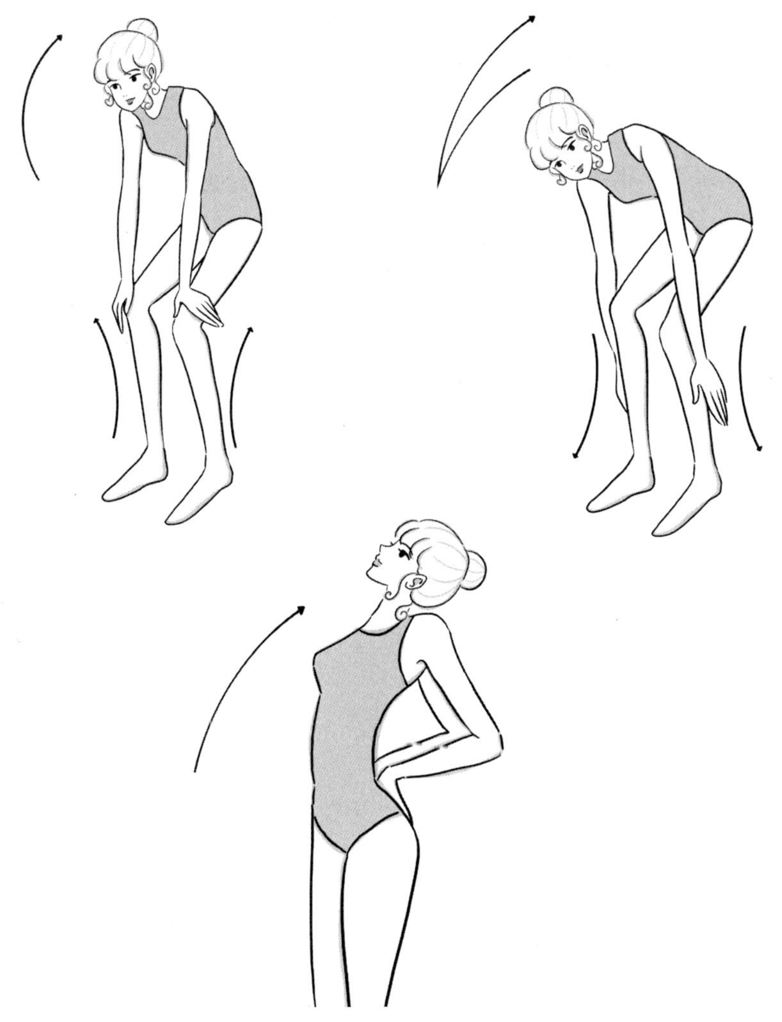

❸ 상체를 일으켜 세우면서 발목에서 무릎까지 바깥쪽을 누르듯이 하며 마찰한다.

❹ ❶~❸의 동작을 한 번 더 반복한다.

❺ 2회 반복한 다음에 두 팔을 뒤로 돌려서 손을 깍지 끼고 상체를 힘껏 젖히면서 천천히 발꿈치를 든다. 지금까지 동작을 6회 반복한다.

줄 없는 줄넘기 체조

효과 호흡기와 순환기에 강한 자극을 주는 전신 운동으로 균형잡인 발육을 돕는다. 특히 허리, 무릎, 발목에 강한 자극을 주어 관절을 강하게 만든다.

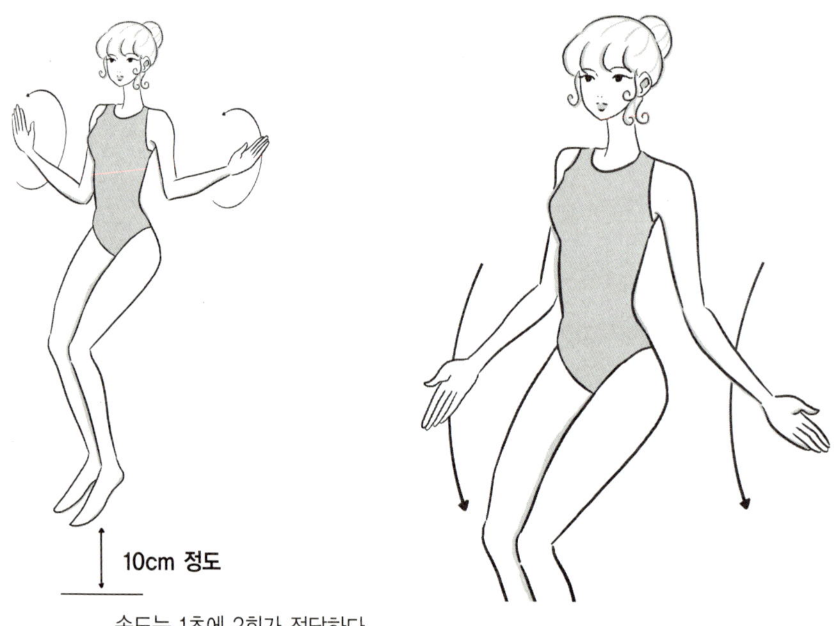

속도는 1초에 2회가 적당하다.

❶ 양다리를 가지런하게 하여 자연스럽게 선다.

❷ 보통 줄넘기를 할 때와 마찬가지로 뛴다.

❸ 발이 바닥에 닿을 때 양팔이 아래로 내려오게 한다. 발뒤꿈치는 붙이지 않는다. 앞으로 돌리기와 뒤로 돌리기를 30회씩 한다.

마무리 심호흡 체조

효과 모든 운동을 조정하고 전신을 조화시켜 가다듬어준다. 전신을 경쾌하게 조화시키는
동시에 혈액의 흐름과 호흡을 원활하게 한다.

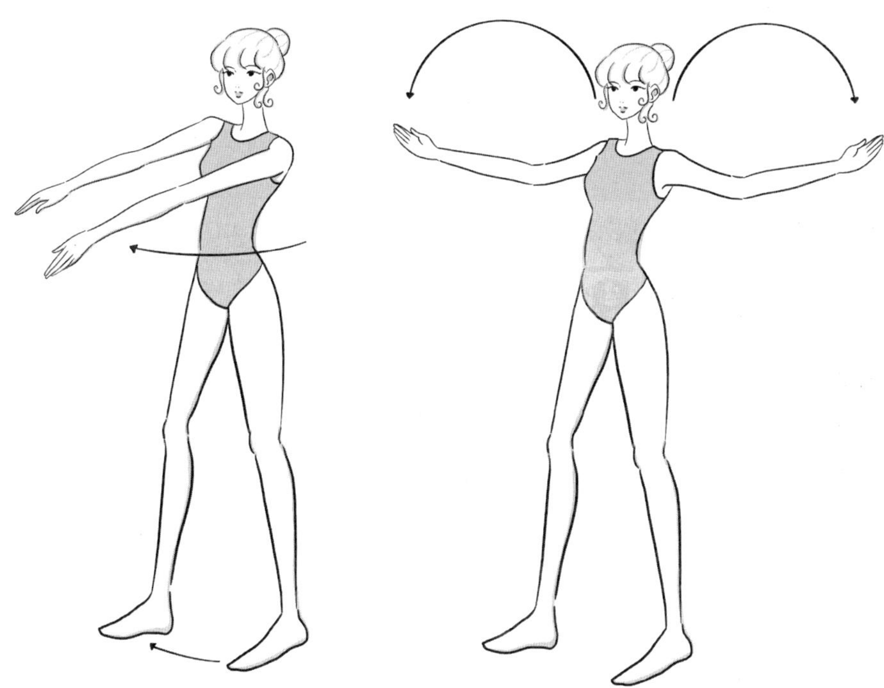

❶ 양다리를 가지런하게 하고 자연스럽게 선다.

❷ 양팔을 앞에서 머리 위로 뻗는 동시에 오른쪽 다리를 옆으로 벌린다.

❸ 양팔을 좌우로 벌리고 숨을 들어 마시면서 가슴을 편다.

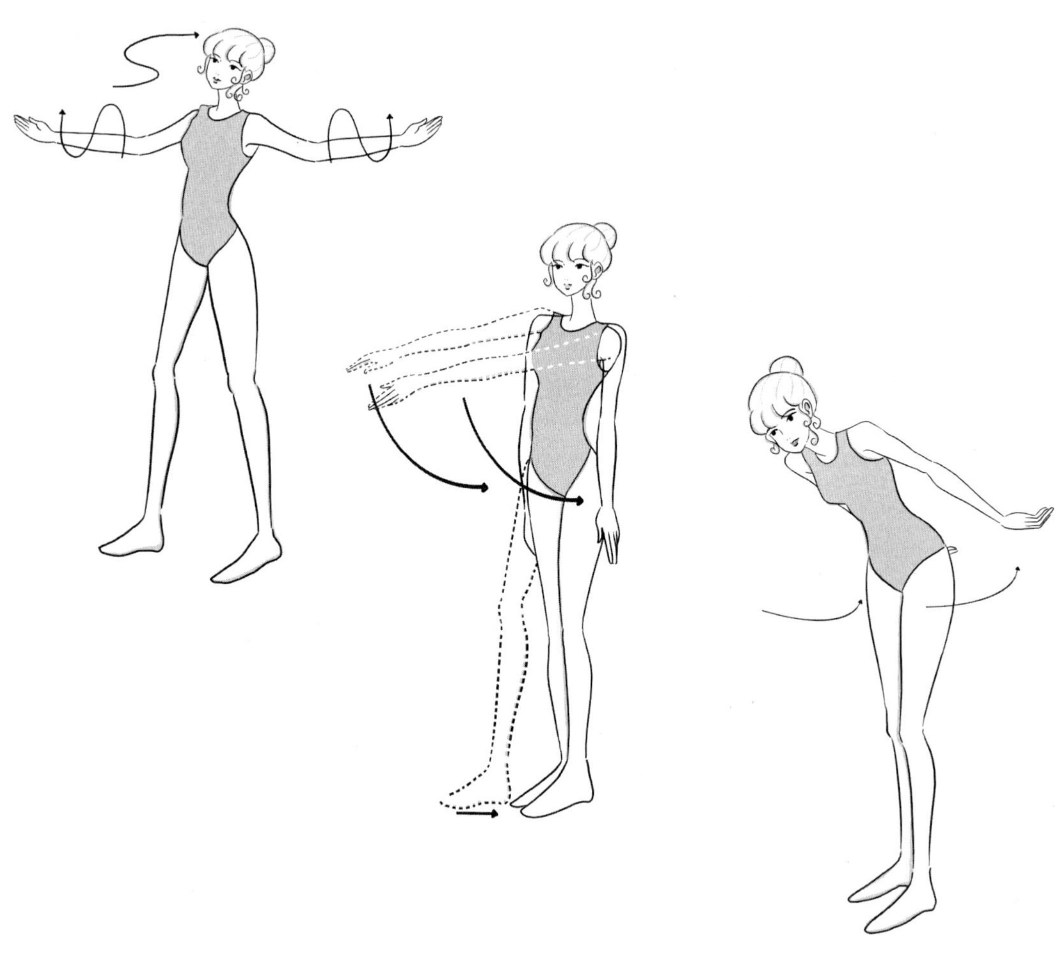

❹ 양팔에 힘을 빼고 바로 한 번 더 강하게 양팔을 벌리면서 숨을 들여 마신다.

❺ 양팔을 옆으로 떨구면서 왼쪽 다리를 오른쪽 다리에 붙인다.

❻ 숨을 한껏 토해낸다. 이번에는 발의 방향만 바꾸어(왼쪽 다리를 왼쪽으로 벌린다) ❸~❺까지 동작을 6회씩 반복한다.

마찰 체조

 혈액과 임파액의 흐름을 원활하게 함으로써 내장과 연결되어 있는 자율신경계를 자극하여 컨디션을 좋게 하고 저항력을 길러준다.

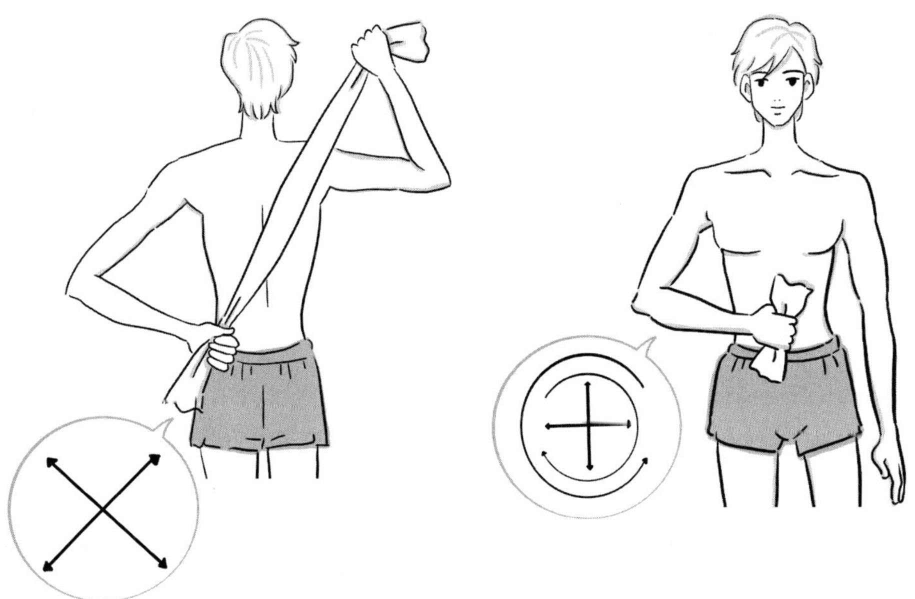

❶ 수건을 손에 들고 자연스럽게 선다.

❷ 그림의 화살표 방향으로 힘을 주어 등을 문지른다.

❸ 두 번째 그림의 화살표 방향으로 배 전체를 문지른다.

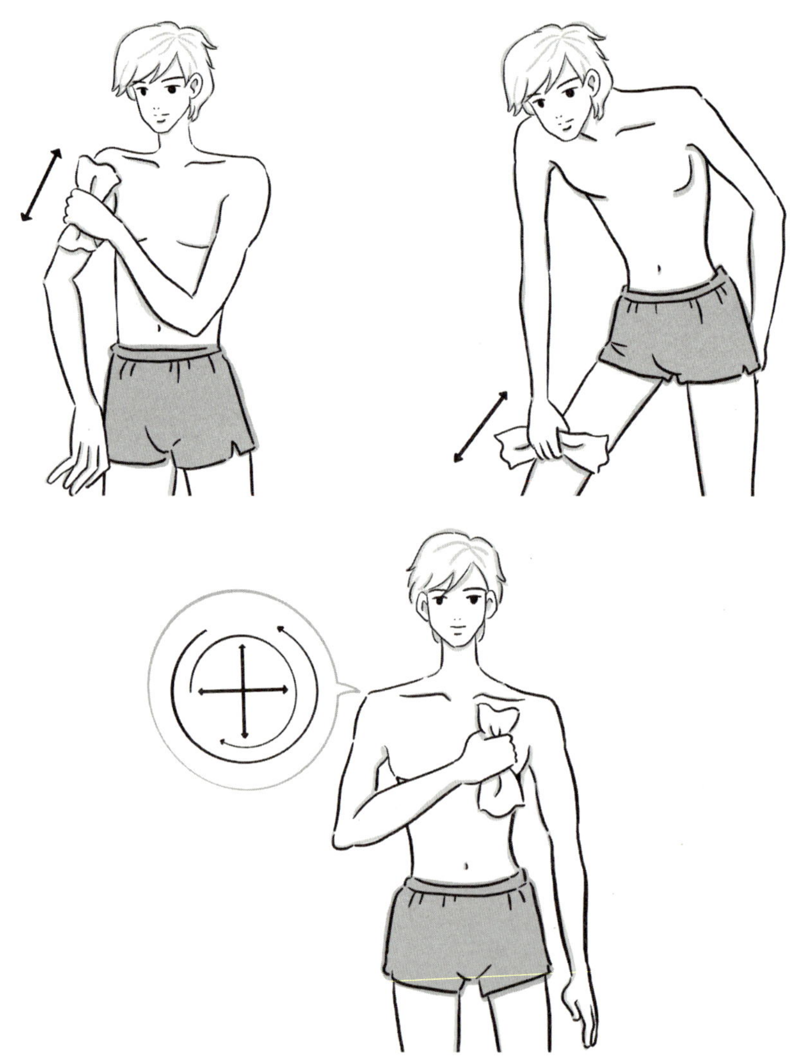

❹ 팔에는 힘을 주지 않고 자연스럽게 문지른다.

❺ 양다리를 문지른다.

❻ 흉부 전체를 다섯 번째 그림의 화살표처럼 잘 문지른다.

효과 어깨와 배골, 허리에 기계적 자극을 주고 혈액과 임파액의 순환을 원활하게 하여 어깨, 배골, 허리의 발육을 촉진한다. 또 어깨와 목의 결림과 아픔을 제거한다.

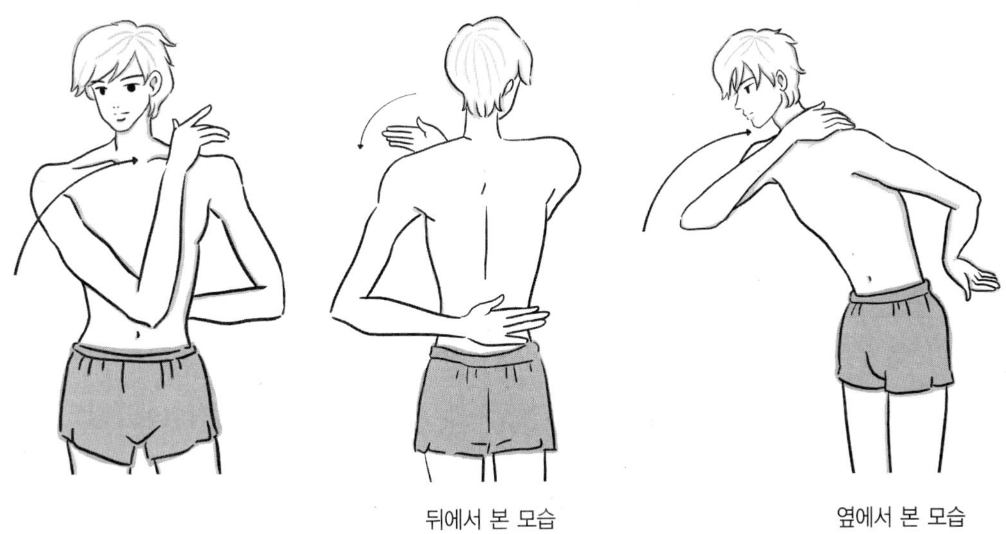

❶ 다리를 벌리고 자연스럽게 선다.

❷ 오른쪽 손바닥으로 왼쪽 어깨의 근육을, 왼쪽 손등으로 허리 오른쪽 위의 등살(배근)을 동시에 두드린다.

❸ 이번에는 왼손으로 오른쪽 어깨를, 오른쪽 손등으로 허리 왼쪽 위의 등살을 동시에 두드린다. 좌우 교대로 20회씩 반복한다.

누워서 자전거 타기

리드미컬하게 다리를 회전함으로 혈액과 임파액의 순환
을 돕는다. 또한 일상생활에서 몸을 지탱하는 다리의 긴
장을 풀어주어 다리와 허리 관절이 보호한다. 더불어 무
릎의 성장판을 자극하는 효과가 있다.

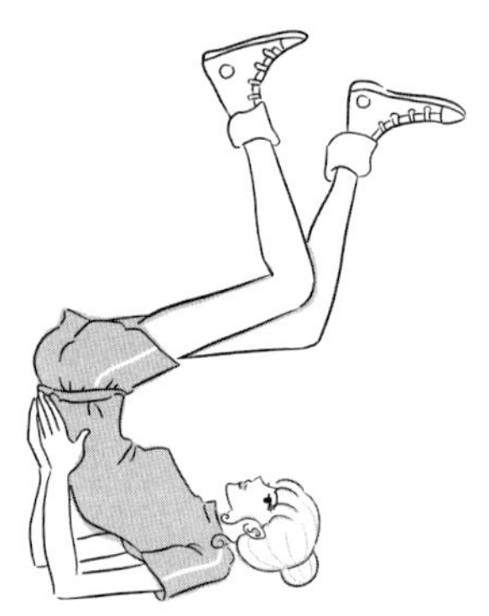

임맥 스트레칭

앞으로 구부린 자세는 혈액과 임파액의 흐름을 방해하여 내장 기관을 압박한다. 이 체조
는 그런 불편을 해소하고 뒤틀어진 척추를 교정하는 역할을 한다. 또한 다리를 마찰하는
행동은 혈액 순환뿐 아니라 다리의 성장과 발육을 돕는다. 공부나 업무에 매진한 후 긴
장감을 없애고 싶을 때는 이 체조를 권한다. 마음과 몸을 안정시켜주어 다시 공부나 업
무에 매진할 수 있도록 하는 재충전 효과도 있다.

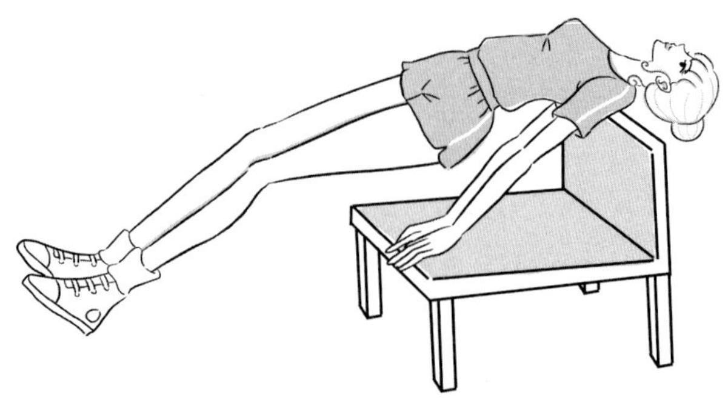

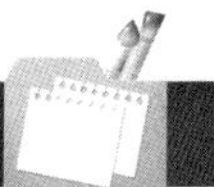

성장호르몬 주사를 맞으면 키가 클 수 있다?

성장호르몬 주사는 성장호르몬이 정상 수치보다 적게 분비되는 경우 즉, 성장호르몬 결핍증으로 판정받은 사람에게만 도움이 된다. 그것도 부작용을 염두에 두어야 한다. 성장판이 닫히는 사춘기가 시작된 후에는 성장호르몬이 그렇게 큰 효과가 없다.

다리를 쭉쭉 당기면 키가 큰다?

다리를 쭉쭉 당기면 다리에 있는 성장판에 적당한 자극이 되기 때문에 키 크는 데 도움이 된다. 그러나 통증을 느낄 정도로 무리하게 다리를 잡아당기면 오히려 성장에 방해가 된다. 그러면 성장판이 닫힌 후에는 어떨까? 실제적으로 많은 성장을 기대하기는 힘들다. 하지만 단 1~2cm로 시험의 합격 여부가 엇갈린다면 이 키라도 매우 아쉬울 것이디. 많은 성장은 아니지만 꾸준히 몇 년간 해주었을 때 약간의 성장은 기대할 수 있다.

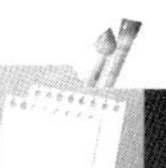

우유를 많이 먹으면 키가 큰다?

칼슘과 단백질이 많이 들어 있는 우유를 꾸준히 마시면 성장 발육에 도움이 되며, 치아와 골격을 튼튼하게 해준다. 아무리 우유가 키를 크게 해준다고 해도 우유를 잘 소화하지 못하는 자녀에게 무리하게 먹이면 흡수 장애를 일으켜 오히려 역효과가 나타날 수 있다. 또한 매일 너무 많은 양의 우유를 마시면 비만을 초래할 수도 있으므로 소화가 잘되는 범위에서 우유와 두유를 반씩 섞어서 적절히 먹는 것이 키 성장에 좋다.

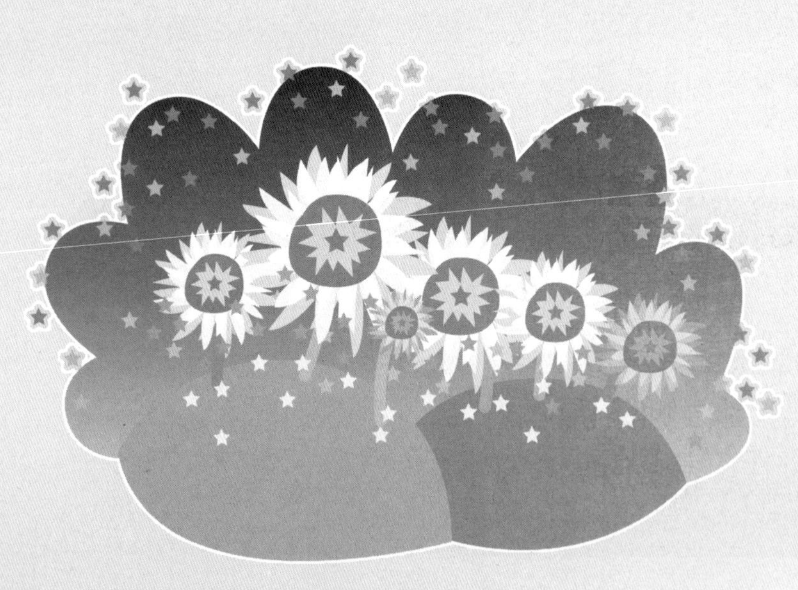

키크기 교과서

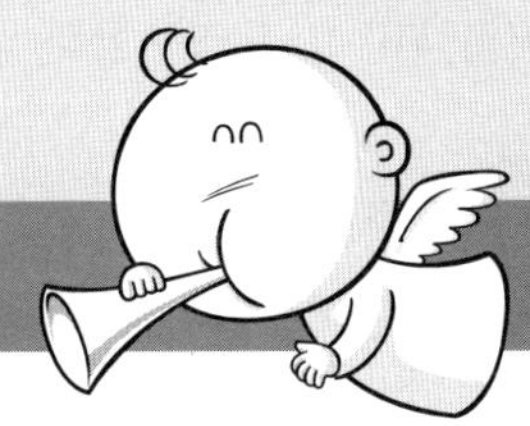

상세한 내용은 cafe.daum.net/kinzi에서 확인할 수 있습니다.

키 커 보이는 코디

한방으로 키 키우기

키 크기 제3과 – 키 크기 음식

키 박사가 추천하는 키 크기 음식

키 크기 식단

멸치와 관련된 주요 키 크기 요리

뱅어포와 관련된 주요 키 크기 요리

기타 키 크기 요리

실비아의 음식 자료

밥 꼭 먹어야 하나

성장에 도움을 주는 약재

키 크기 제4과 – 키 크기 운동

스트레칭 모음

키 크기 제8과
– 나만의 비법을 전해주마

가림출판사 · 가림M&B · 가림Let's에서 나온 책들

문 학

바늘구멍 켄 폴리트 지음 / 홍영의 옮김
신국판 / 342쪽 / 5,300원

레베카의 열쇠 켄 폴리트 지음 / 손연숙 옮김
신국판 / 492쪽 / 6,800원

암병선 니시무라 쥬코 지음 / 홍영의 옮김
신국판 / 300쪽 / 4,800원

첫키스한 얘기 말해도 될까 김정미 외 7명 지음
신국판 / 228쪽 / 4,000원

사미인곡 上·中·下 김충호 지음
신국판 / 각 권 5,000원

이내의 끝자리 박수완 스님 지음
국판변형 / 132쪽 / 3,000원

너는 왜 나에게 다가서야 했는지 김충호 지음
국판변형 / 124쪽 / 3,000원

세계의 명언 편집부 엮음
신국판 / 322쪽 / 5,000원

여자가 알아야 할 101가지 지혜
제인 아서 엮음 / 지창국 옮김 / 4×6판 / 132쪽 / 5,000원

현명한 사람이 읽는 지혜로운 이야기 이정민 엮음
신국판 / 236쪽 / 6,500원

성공적인 표정이 당신을 바꾼다 마츠오 도오루 지음
홍영의 옮김 / 신국판 / 240쪽 / 7,500원

태양의 법 오오카와 류우호오 지음 / 민병수 옮김
신국판 / 246쪽 / 8,500원

영원의 법 오오카와 류우호오 지음 / 민병수 옮김
신국판 / 240쪽 / 8,000원

석가의 본심 오오카와 류우호오 지음 / 민병수 옮김
신국판 / 246쪽 / 10,000원

옛 사람들의 재치와 웃음 강형중 · 김경익 편저
신국판 / 316쪽 / 8,000원

지혜의 쉼터 쇼펜하우어 지음 / 김충호 엮음
4×6판 양장본 / 160쪽 / 4,300원

헤세가 너에게 헤르만 헤세 지음 / 홍영의 엮음
4×6판 양장본 / 144쪽 / 4,500원

사랑보다 소중한 삶의 의미
크리슈나무르티 지음 / 최윤영 엮음 / 신국판 / 180쪽 / 4,000원

장자-어찌하여 알 속에 털이 있다 하는가
홍영의 엮음 / 4×6판 / 180쪽 / 4,000원

논어-배우고 때로 익히면 즐겁지 아니한가
신도희 엮음 / 4×6판 / 180쪽 / 4,000원

맹자-가까이 있는데 어찌 먼 데서 구하려 하는가
홍영의 엮음 / 4×6판 / 180쪽 / 4,000원

아름다운 세상을 만드는 사랑의 메시지 365
DuMont monte Verlag 엮음 / 정성호 옮김
4×6판 변형 양장본 / 240쪽 / 8,000원

황금의 법 오오카와 류우호오 지음
민병수 옮김 / 신국판 / 320쪽 / 12,000원

왜 여자는 바람을 피우는가? 기젤라 룬테 지음
김현성 · 진정미 옮김 / 국판 / 200쪽 / 7,000원

세상에서 가장 아름다운 선물 김인자 지음
국판변형 / 292쪽 / 9,000원

수능에 꼭 나오는 한국 단편 33 윤종필 엮음 및 해설
신국판 / 704쪽 / 11,000원

수능에 꼭 나오는 한국 현대 단편 소설 윤종필 엮음 및 해설
신국판 / 364쪽 / 11,000원

수능에 꼭 나오는 세계단편(영미권) 지창영 옮김
윤종필 엮음 및 해설 / 신국판 / 328쪽 / 10,000원

수능에 꼭 나오는 세계단편(유럽권) 지창영 옮김
윤종필 엮음 및 해설 / 신국판 / 360쪽 / 11,000원

건 강

아름다운 피부미용법 이순희(한독피부미용학원 원장)
지음 / 신국판 / 296쪽 / 6,000원

버섯건강요법 김병각 외 6명 지음
신국판 / 286쪽 / 8,000원

성인병과 암을 정복하는 유기게르마늄
이상현 편저 / 쿄오 샤오이 감수 / 신국판 / 312쪽 / 9,000원

난치성 피부병 생약효소연구원 지음
신국판 / 232쪽 / 7,500원

新 방약합편 정도명 편역 / 신국판 / 416쪽 / 15,000원

자연치료의학 오홍근(신경정신과 의학박사 · 자연의학박사)
지음 / 신국판 / 472쪽 / 15,000원

약초의 활용과 가정한방 이인성 지음
신국판 / 384쪽 / 8,500원

역전의학 이시하라 유미 지음 / 유태종 감수
신국판 / 286쪽 / 8,500원

이순희식 순수피부미용법 이순희(한독피부미용학원 원장)
지음 / 신국판 / 304쪽 / 7,000원

21세기 당뇨병 예방과 치료법 이현철(연세대 의대 내과 교수)
지음 / 신국판 / 360쪽 / 9,500원

신재용의 민의학 동의보감 신재용(해성한의원 원장) 지음
신국판 / 476쪽 / 10,000원

치매 알면 치매 이긴다 배오성(백상한방병원 원장) 지음
신국판 / 312쪽 / 10,000원

21세기 건강혁명 밥상 위의 보약 생식 최경순 지음
신국판 / 348쪽 / 9,800원

기치유와 기공수련 윤한홍(기치유 연구회 회장) 지음
신국판 / 340쪽 / 12,000원

만병의 근원 스트레스 원인과 퇴치 김지혁(김지혁한의원 원장)
지음 / 신국판 / 324쪽 / 9,500원

김종성 박사의 뇌졸중 119 김종성 지음
신국판 / 356쪽 / 12,000원

탈모 예방과 모발 클리닉 장정훈 · 전재홍 지음
신국판 / 252쪽 / 8,000원

구태규의 100% 성공 다이어트 구태규 지음
4×6배판 변형 / 240쪽 / 9,900원

암 예방과 치료법 이춘기 지음
신국판 / 296쪽 / 11,000원

알기 쉬운 위장병 예방과 치료법 민영일 지음
신국판 / 328쪽 / 9,900원

이온 체내혁명 노보루 야마노이 지음 / 김병관 옮김
신국판 / 272쪽 / 9,500원

어혈과 사혈요법 정지천 지음
신국판 / 308쪽 / 12,000원

약손 경락마사지로 건강미인 만들기 고정환 지음
4×6배판 변형 / 284쪽 / 15,000원

정유정의 LOVE DIET 정유정 지음
4×6배판 변형 / 196쪽 / 10,500원

머리에서 발끝까지 예뻐지는 부분다이어트
신상만 · 김선민 지음 / 4×6배판 변형 / 196쪽 / 11,000원

알기 쉬운 심장병 119 박승정 지음
신국판 / 248쪽 / 9,000원

알기 쉬운 고혈압 119 이정균 지음
신국판 / 304쪽 / 10,000원

여성을 위한 부인과질환의 예방과 치료 차선희 지음
신국판 / 304쪽 / 10,000원

알기 쉬운 아토피 119 이승규 · 임승엽 · 김문호 · 안유일
지음 / 신국판 / 232쪽 / 9,500원

120세에 도전한다 이권행 지음
신국판 / 308쪽 / 11,000원

건강과 아름다움을 만드는 요가 정판식 지음
4×6배판 변형 / 224쪽 / 14,000원

우리 아이 건강하고 아름다운 롱다리 만들기 김성훈 지음
대국전판 / 236쪽 / 10,500원

알기 쉬운 허리디스크 예방과 치료 이종서 지음
대국전판 / 336쪽 / 12,000원

소아과 전문의에게 듣는 알기 쉬운 소아과 119 신영규 · 이강우 ·
최성항 지음 / 4×6배판 변형 / 280쪽 / 14,000원

피가 맑아야 건강하게 오래 살 수 있다 김영찬 지음
신국판 / 256쪽 / 10,000원

웰빙형 피부 미인을 만드는 나만의 셀프 피부건강
양해원 지음 / 대국전판 / 144쪽 / 10,000원

내 몸을 살리는 생활 속의 웰빙 항암 식품 이승남 지음
대국전판 / 248쪽 / 9,800원

마음한글, 느낌한글 박완식 지음
4×6배판 / 300쪽 / 15,000원

웰빙 동의보감식 발마사지 10분 최미희 지음 / 신재용 감수
4×6배판 변형 / 204쪽 / 13,000원

아름다운 몸, 건강한 몸을 위한 목욕 건강 30분 임하성 지음

대국전판 / 176쪽 / 9,500원

내가 만드는 한방생주스 60 김영섭 지음
국판 / 112쪽 / 7,000원

몸을 살리는 건강식품 백은희 · 조창호 · 최양진 지음
신국판 / 384쪽 / 11,000원

건강도 키우고 성적도 올리는 자녀 건강 김진돈 지음
신국판 / 304쪽 / 12,000원

알기 쉬운 간질환 119 이관식 지음
신국판 / 264쪽 / 11,000원

밥으로 병을 고친다 허봉수 지음
대국전판 / 352쪽 / 13,500원

알기 쉬운 신장병 119 김형규 지음
신국판 / 240쪽 / 10,000원

마음의 감기 치료법 우울증 119 이민수 지음
대국전판 / 232쪽 / 9,800원

관절염 119 송영욱 지음
대국전판 / 224쪽 / 9,800원

내 딸을 위한 미성년 클리닉 강병문 · 이향아 · 최정원 지음
국판 / 148쪽 / 8,000원

암을 다스리는 기적의 치유법
케이 세이헤이 감수 / 카와키 나리카즈 지음
민병수 옮김 / 신국판 / 256쪽 / 9,000원

스트레스 다스리기 대한불안장애학회 스트레스관리연
구특별위원회 지음 / 신국판 / 304쪽 / 12,000원

천연 식초 건강법 건강식품연구회 엮음 / 신재용(해성한
의원 원장) 감수 / 신국판 / 252쪽 / 9,000원

암에 대한 모든 것 서울아산병원 암센터 지음
신국판 / 360쪽 / 13,000원

알록달록 컬러 다이어트 이승남 지음
국판 / 248쪽 / 10,000원

불임부부의 희망 당신도 부모가 될 수 있다 정병준 지음
신국판 / 268쪽 / 9,500원

키 10cm 더 크는 키네스 성장법 김양수 · 이종균 · 최형규 ·
표재환 · 김문희 지음 / 대국전판 / 312쪽 / 12,000원

당뇨병 백과 이현철 · 송영득 · 안철우 지음
4×6배판 변형 / 396쪽 / 16,000원

호흡기 클리닉 119 박성학 지음
신국판 / 256쪽 / 10,000원

교 육

우리 교육의 창조적 백색혁명 원상기 지음
신국판 / 206쪽 / 6,000원

현대생활과 체육 조창남 외 5명 공저
신국판 / 340쪽 / 10,000원

퍼펙트 MBA IAE유학네트 지음
신국판 / 400쪽 / 12,000원

유학길라잡이 I - 미국편 IAE유학네트 지음
4×6배판 / 372쪽 / 13,900원

유학길라잡이 II - 4개국편 IAE유학네트 지음
4×6배판 / 348쪽 / 13,900원

조기유학길라잡이.com IAE유학네트 지음
4×6배판 / 428쪽 / 15,000원

현대인의 건강생활 박상호 외 5명 공저
4×6배판 / 268쪽 / 15,000원

천재아이로 키우는 두뇌훈련 나카마츠 요시로 지음
민병수 옮김 / 국판 / 288쪽 / 9,500원

두뇌혁명 나카마츠 요시로 지음 / 민병수 옮김
4×6판 양장본 / 288쪽 / 12,000원

테마별 고사성어로 익히는 한자 김경익 지음
4×6배판 변형 / 248쪽 / 9,800원

生생 공부비법 이은승 지음
대국전판 / 272쪽 / 9,500원

자녀를 성공시키는 습관만들기 배은경 지음
대국전판 / 232쪽 / 9,500원

한자능력검정시험 1급 한자능력검정시험연구위원회 편저
4×6배판 / 568쪽 / 21,000원

한자능력검정시험 2급 한자능력검정시험연구위원회 편저
4×6배판 / 472쪽 / 18,000원

한자능력검정시험 3급(3급II) 한자능력검정시험연구위원회
편저 / 4×6배판 / 440쪽 / 17,000원

한자능력검정시험 4급(4급II) 한자능력검정시험연구위원회
편저 / 4×6배판 / 352쪽 / 15,000원

한자능력검정시험 5급 한자능력검정시험연구위원회
편저 / 4×6배판 / 264쪽 / 11,000원

한자능력검정시험 6급 한자능력검정시험연구위원회 편저
4×6배판 / 168쪽 / 8,500원

한자능력검정시험 7급 한자능력검정시험연구위원회 편저
4×6배판 / 152쪽 / 7,000원

한자능력검정시험 8급 한자능력검정시험연구위원회 편저
4×6배판 / 112쪽 / 6,000원

볼링의 이론과 실기 이택상 지음
신국판 / 192쪽 / 9,000원

고사성어로 끝내는 천자문 조준상 글 · 그림
4×6배판 / 216쪽 / 12,000원

내 아이 스타 만들기 김민성 지음
신국판 / 200쪽 / 9,000원

교육 1번지 강남 엄마들의 수험생 자녀 관리 황송주 지음
신국판 / 288쪽 / 9,500원

초등학생이 꼭 알아야 할 위대한 역사 상식 우진영 · 이양경
지음 / 4×6판변형 / 228쪽 / 9,500원

초등학생이 꼭 알아야 할 행복한 경제 상식 우진영 · 전선심
지음 / 4×6판변형 / 224쪽 / 9,500원

초등학생이 꼭 알아야 할 재미있는 과학상식 우진영 · 정경희
지음 / 4×6판변형 / 220쪽 / 9,500원

한자능력검정시험 3급 · 3급II 한자능력검정시험연구
위원회 편저 / 4×6판 / 380쪽 / 7,500원

교과서 속에 꼭꼭 숨어있는 이색박물관 체험 이신화 지음
대국전판 / 248쪽 / 12,000원

초등학생 독서 논술(저학년) 책마루 독서교육연구회 지음
4×6배판 변형 / 244쪽 / 14,000원

초등학생 독서 논술(고학년) 책마루 독서교육연구회 지음
4×6배판 변형 / 236쪽 / 14,000원

놀면서 배우는 경제 김솔 지음
대국전판 / 196쪽 / 10,000원

취미 · 실용

김진국과 같이 배우는 와인의 세계
김진국 지음 / 국배판 변형양장본(올 컬러판) / 208쪽 / 30,000원

경제 · 경영

CEO가 될 수 있는 성공법칙 101가지 김승룡 편역
신국판 / 320쪽 / 9,500원

정보소프트 김승룡 지음 / 신국판 / 324쪽 / 6,000원

기획대사전 다카하시 겐코 지음 / 홍영의 옮김
신국판 / 552쪽 / 19,500원

맨손창업 · 맞춤창업 BEST 74 양혜숙 지음
신국판 / 416쪽 / 12,000원

무자본, 무점포 창업! FAX 한 대면 성공한다
다카시로 고시 지음 / 홍영의 옮김 / 신국판 / 226쪽 / 7,500원

성공하는 기업의 인간경영 중소기업 노무 연구회 편저
홍영의 옮김 / 신국판 / 368쪽 / 11,000원

21세기 IT가 세계를 지배한다 김광회 지음
신국판 / 380쪽 / 12,000원

경제기사로 부자아빠 만들기 김기태 · 신현태 · 박근수
공저 / 신국판 / 388쪽 / 12,000원

포스트 PC의 주역 정보가전과 무선인터넷 김광회 지음
신국판 / 356쪽 / 12,000원

성공하는 사람들의 마케팅 바이블 채수명 지음
신국판 / 328쪽 / 12,000원

느린 비즈니스로 돌아가라 사카모토 게이이치 지음
정성호 옮김 / 신국판 / 276쪽 / 9,000원

적은 돈으로 큰돈 벌 수 있는 부동산 재테크 이원재 지음
신국판 / 340쪽 / 12,000원

바이오혁명 이주영 지음 / 신국판 / 328쪽 / 12,000원

성공하는 사람들의 자기혁신 경영기술 채수명 지음

신국판 / 344쪽 / 12,000원

CFO 교텐 토요오 · 타하라 오키시 지음 / 민병수 옮김
신국판 / 312쪽 / 12,000원

네트워크시대 네트워크마케팅 임동학 지음
신국판 / 376쪽 / 12,000원

성공리더의 7가지 조건 다이앤 트레이시 · 윌리엄 모건
지음 / 지창영 옮김 / 신국판 / 360쪽 / 13,000원

김종결의 성공창업 김종결 지음 / 신국판 / 340쪽 / 12,000원

최적의 타이밍에 내 집 마련하는 기술 이원재 지음
신국판 / 248쪽 / 10,500원

컨설팅 세일즈 Consulting sales 임동학 지음
대국전판 / 336쪽 / 13,000원

연봉 10억 만들기 김농주 지음 / 국판 / 216쪽 / 10,000원

주5일제 근무에 따른 한국형 주말창업 최효진 지음
신국판 변형 양장본 / 216쪽 / 10,000원

돈 되는 땅 돈 안되는 땅 김영준 지음
신국판 / 320쪽 / 13,000원

돈 버는 회사로 만들 수 있는 109가지 다카하시 도시
노리 지음 / 민병수 옮김 / 신국판 / 344쪽 / 13,000원

프로는 디테일에 강하다 김미현 지음
신국판 / 248쪽 / 9,000원

머니투데이 송복규 기자의 부동산으로 주머니돈 100배 만들기
송복규 지음 / 신국판 / 328쪽 / 13,000원

성공하는 슈퍼마켓&편의점 창업 나명환 지음
4×6배판 변형 / 500쪽 / 28,000원

대한민국 성공 재테크 부동산 펀드와 리츠로 승부하라
김영준 지음 / 신국판 / 256쪽 / 12,000원

마일리지 200% 활용하기 박성희 지음
국판 변형 / 200쪽 / 8,000원

1%의 가능성에 도전, 성공 신화를 이룬 여성 CEO
김미현 지음 / 신국판 / 248쪽 / 9,500원

3천만 원으로 부동산 재벌 되기 최수길 · 이수 · 주영희 지음
신국판 / 290쪽 / 12,000원

10년을 앞설 수 있는 재테크 노동규 지음
신국판 / 260쪽 / 10,000원

세계 최강을 추구하는 도요타 방식 나카야마 키요타카
지음 / 민병수 옮김 / 신국판 / 296쪽 / 12,000원

최고의 설득을 이끌어내는 프레젠테이션 조두환 지음
신국판 / 296쪽 / 11,000원

최고의 만족을 이끌어내는 창의적 협상 조강희 · 조원희 지음
신국판 / 248쪽 / 10,000원

New 세일즈 기법 물건을 팔지 말고 가치를 팔아라
조기선 지음 / 신국판 / 264쪽 / 9,500원

작은 회사는 전략이 달라야 산다 황문진 지음
신국판 / 312쪽 / 11,000원

돈되는 슈퍼마켓&편의점 창업전략(입지 편)
나명환 지음 / 신국판 / 352쪽 / 13,000원

25 · 35 꼼꼼 여성 재테크
정원훈 지음 / 신국판 / 224쪽 / 11,000원

주 식

개미군단 대박맞이 주식투자 홍성걸(한양증권 투자분석
팀 팀장) 지음 / 신국판 / 310쪽 / 9,500원

알고 하자! 돈 되는 주식투자 이길영 외 2명 공저
신국판 / 388쪽 / 12,500원

항상 당하기만 하는 개미들의 매도 · 매수타이밍 999% 적중 노하우
강경무 지음 / 신국판 / 336쪽 / 12,000원

부자 만들기 주식성공클리닉 이창희 지음
신국판 / 372쪽 / 11,500원

선물 · 옵션 이론과 실전매매 이창희 지음
신국판 / 372쪽 / 12,000원

너무나 쉬워 재미있는 주가차트 홍성무 지음
4×6배판 / 216쪽 / 15,000원

주식투자 직접 투자로 높은 수익을 올릴 수 있는 비결
김학균 지음 / 신국판 / 230쪽 / 11,000원

키 쑥쑥 크는 롱다리 만들기

2008년 7월 5일 제1판 1쇄 발행
2010년 9월 20일 제1판 2쇄 발행

지은이/김형창
펴낸이/강선희
펴낸곳/가림출판사

등록/1992. 10. 6. 제4-191호
주소/서울시 광진구 구의동 57-71 부원빌딩 4층
대표전화/458-6451   팩스/458-6450
홈페이지 http://www.galim.co.kr
e-mail galim@galim.co.kr

값 11,000원

ⓒ 김형창, 2008

저자와의 협의하에 인지를 생략합니다.

ISBN 978-89-7895-276-7 13510